高丽霞　韩丽华　主审

李凤云　陈　丽　金　磊　著

慢性病食疗36招

郑州大学出版社

图书在版编目(CIP)数据

慢性病食疗 36 招 / 李凤云,陈丽,金磊著. -- 郑州：
郑州大学出版社,2024.10. -- ISBN 978-7-5773-0571
-4

Ⅰ. R247.1

中国国家版本馆 CIP 数据核字第 202404Q5J4 号

慢性病食疗 36 招

MANXINGBING SHILIAO 36 ZHAO

策划编辑	陈文静		封面设计	苏永生
责任编辑	许久峰　苏靖雯		版式设计	苏永生
责任校对	丁晓雯　赵佳雪		责任监制	李瑞卿

出版发行	郑州大学出版社	地　　址	郑州市大学路 40 号(450052)
出 版 人	卢纪富	网　　址	http://www.zzup.cn
经　　销	全国新华书店	发行电话	0371-66966070
印　　刷	河南瑞之光印刷股份有限公司		
开　　本	710 mm×1 010 mm　1 / 16		
印　　张	10.75	字　　数	172 千字
版　　次	2024 年 10 月第 1 版	印　　次	2024 年 10 月第 1 次印刷

| 书　　号 | ISBN 978-7-5773-0571-4 | 定　　价 | 86.00 元 |

食物原来这么美

认识陈丽老师是人生大幸，十几年前，我到她在安徽的食养院参观学习的时候，了解到食物的神奇，食物的力量。药食同源是中国人独有的文化认知，陈丽院长用三十多年的刻苦学习和永不言弃的探索精神，让一个个身患重病的人转危为安，让一个个濒临崩溃的家庭看到希望重现温暖……

在她的食养院里，食物不再是简单的充饥之物，而是成为连接身体与心灵的桥梁。她深入研究食物的配伍之道，让原本平凡的食材在相互作用下激发出惊人的力量，帮助无数病患重拾健康，让绝望的家庭重燃希望之火。这份力量，源自于对食物的深刻理解与尊重，更源自于对人类健康事业的无限热爱与执着！"只要好好吃饭，我能让你好。"这简单却坚定的话语，背后是陈丽院长无数次的尝试与验证，是她对食物力量的深刻信念。起初，或许会有人质疑，甚至不屑，但随着时间的推移，一个个康复的奇迹如同春风化雨，悄然改变着人们的认知。食物，这个我们日常生活中最熟悉的存在，原来蕴藏着如此巨大的能量与美丽！

食物真的有这么神奇吗？食物真的是"药"吗？让奇迹来回答！

食物原来这么美！她美在生机，美在结构，美在色彩，美在时令，美在营养，美在情感，美在天然，美在烹饪，美在文化和文明……这本书是陈丽院长几十年心血的汇聚，必将是每个追求健康生活的人和家庭幸福的源泉与知识宝库！

随着 2024 年 5 月 2 日河南食禾养健康管理有限公司在郑州的落户，一场关于食物与健康的新革命正悄然兴起。这不仅是对陈丽院长多年努力的肯定，更是对健康生活方式医疗的一次科普与实践。让我们携手并进，在这条食之大道上，共同品味食物的甘甜，收获健康的果实，享受生活的美好与幸福，远离疾病的侵扰，让健康成为我们永恒的追求！

原河南省学前教育发展中心主任　河南省实验幼儿园园长

国务院食品安全办公室专业委员会委员

张秋萍

食大健康时代呼唤现代"食医"

　　"食医"之称谓距今已有两千多年的历史。早在周代,《周礼·天官·冢宰》书中记载:在主管医疗卫生的官员下设了四种不同职责的医官:食医、疾医(内科医生)、疡医(外科医生)、兽医。其中"食医"是负责调配王室贵族饮食的寒温、滋味、营养等,其职责相当于现代的营养师。

　　据古书记载,"食医"对饮食的调和与搭配很有讲究,即主食应当温,羹汤应当热,酱应当凉,而饮料与酒应当寒;此外,对饮食五味与季节的搭配也有讲究,即春天多吃酸味食品,夏天多吃苦味食品,秋天多吃辛味食品,冬天多吃咸味食品。取其"五味相调""性味相胜""以类补类"。如此复杂讲究的饮食调配也充分说明古人对各种食材性味归经的类比研究及饮食养生方法已比较系统,所以当时也把"食医"列于众医之首,说明了对食养、食疗的重视。

　　两千多年前《黄帝内经·素问》已有"五谷为养,五果为助,五畜为益,五菜为充,气味合而服之,以补精气"的记载,提出了保全身体"阴阳平衡"的健康饮食方法。唐代名医孙思邈说:"为医者,当须洞晓病源,知其所犯,以食治之,食疗不愈,然后命药。"也说明了食疗的重要性。

由于历史的原因，"食医"在宋代以后，就已基本绝迹了。直到今天，随着全民健康意识的不断增强，人们越来越认识到饮食对养生保健的重要性，才逐渐有人去重视它，研究它。食疗也出现了从未有过的广泛普及。

从古代四医之首"食医"到现代的科学的"食疗"，这种食养、食疗已经为广大医务人员和群众所接受。现代生活中，大家所关注的不再只是"吃饱"，而是更加关注如何吃好，吃得更科学、合理。毕竟任何一种食物均有药物作用，长期缺失、偏食必然打破身体平衡，会百病丛生。

我和陈丽老师有过几次接触均是缘于对食疗的兴趣，也曾和朋友专程到她办的"食养院"了解她用"饮食疗法"调理的高血压、糖尿病、系统性红斑狼疮及晚期肿瘤病人，问了几例病人大家当时的反馈都比较好。她的方法就是根据病人的体质、症状、体征等采用不同的优质五谷、蔬菜和水果等做成"特殊"的"营养餐"。通过补充人体的元气，使其"水火相济""生化相需""阴阳平衡"达到提高身体免疫力的作用。我也尝过这种"营养餐"还是很好吃的。

欣闻陈丽院长及团队近期要出版《慢性病食疗 36 招》一书，这是她多年的研究实践成果，其面世对广大食疗爱好者是一个大幸事。相信有心人通过学习实践也能成为自己家人的"食医"。

现代"食医"已经进步到个性化科学食疗，从盲目的"好吃"进化到了科学食疗，是人类饮食历史上一次进步和飞跃，实现了根据个人身体饮食的过剩和缺乏来科学调节饮食结构达到防病治病的目的。大健康时代需要诞生更多的"食医"。

原河南省中医院院长、现南阳张仲景医院院长　韩丽华

人类生存靠的是食物，而人类最大的错误也是食物。人类在不断地追求有利于身心健康的最佳食物。我们盲目去吃肉和刺激肠胃的食品，就会得现代人的"富贵病"。吃食物是为了生存，食物是人类生存的保证。我们吃对了食物，就会身体健康。我们吃错了食物，我们就会疾病缠身。可以说我们的食物就是药物，身体是否变化是取决于食物，有的人饥不择食，有的人胡吃乱喝。我们的生存受惠于食物，也受累于食物，真是"成也食物，败也食物"。人类大约有一半的疾病是食物造成，食物造成的疾病，必须再用食物来改变，很多疾病只要改变生活习惯都是可以好的。

本书主要介绍各种慢性疾病采用素食逆转疾病的方案，主要谈的是以素食为主的饮食结构如何能预防、治疗，甚至逆转将要死亡的疾病。对已经诊断出没有药物能治好的疾病，医生会告诉你必须终生吃药，否则致残。对于癌症病患可能你的生命只有短短几个月或者几年，本书提供的信息可能是救命仙丹。改变生活方式就能逆转疾病，最重要的问题不用花多少钱就能调养好。

笔者经常被请去讲健康课，最常听到的一个问题就是：我得了高血压、糖尿病、肠胃病、癌症，应该怎么吃？真的会好吗？会不会造成营养不良？本书还介绍营养学知识，营养素与预防和治疗疾病的关系。讲述了疾病的原因，预防疾病的知识，本书特别介绍了逆转和预防致命疾病的饮食方法，采用全流质食物调养疾病，在饮食中所倡导的将全素食营养作为一种人体自我健康疗愈的生活方式，与中华民族几千年来的健康养生理念和医学实践可谓不谋而合。

基于以上因素，当某一疾病发生时，皆与营养或饮食习惯有所关联，如高脂肪饮食是造成肥胖，增加高血压、高血脂、脑中风、心血管疾病等危险性的重要因素，而低热量、低糖饮食则可控制糖尿病的病情发展，可见营养与疾病的关系密不可分。中国人目前饮食习惯是高油、高糖，且部分人缺乏运动，造成许多慢性病的潜在危险因子，增加社会负担。本书以深入浅出的方式介绍各种疾病的饮食原则，如食管、胃及肠道疾病、肝胆胰疾病、心血管疾病、肾脏疾病、糖尿病、代谢疾病、癌症等，都可以采用自然疗法与营养的相互作用使病情得以控制。

本书的内容告诉大家，各种病疾，如果追究其原因，往往由肉食造成。不用肉食，加上精心烹饪的健康食品代替肉食，会有助于许多患者恢复健康，且不需用药。可是，如果医生鼓励他的病人吃肉，那他就非用药物不可。

本书介绍了各种疾病都是可以通过均衡饮食来预防与控制。约有85%的疾病都是可以通过均衡营养来预防或改善。本书还特别介绍了关于疾病的原因，生活方式解决疾病的方法，在患病期间采取的治疗方案（高血压、糖尿病采用高纤维饮食，肠胃病采用温和饮食，癌症病患根据病情采用全流质饮食，拒绝高脂肪、高蛋白、高糖，病情缓解采用普通饮食等）都可以对患者起到非常有效的作用。

人们通常认为，有了疾病就要吃药。本书却不介绍用什么药，全程介绍饮食调理，听起来一点都不符合逻辑，但是，药食同源，书中详细介绍了疾病的原因，疾病与营养的关系以及合理的调理方案。

本书更多地讲解了疾病性质与相关性，正视疾病的定义及其相关问题。本书的重点是预防与治疗两方面，并讨论疾病与营养因子的关联。疾病在发病之前会经过一段很长的时间。这期间的生活会给疾病的进展带来影响。本书告诉大家如何免患高血压、糖尿病、癌症的生活方式，若不幸患病后也应采用健康生活方式来对抗病症。

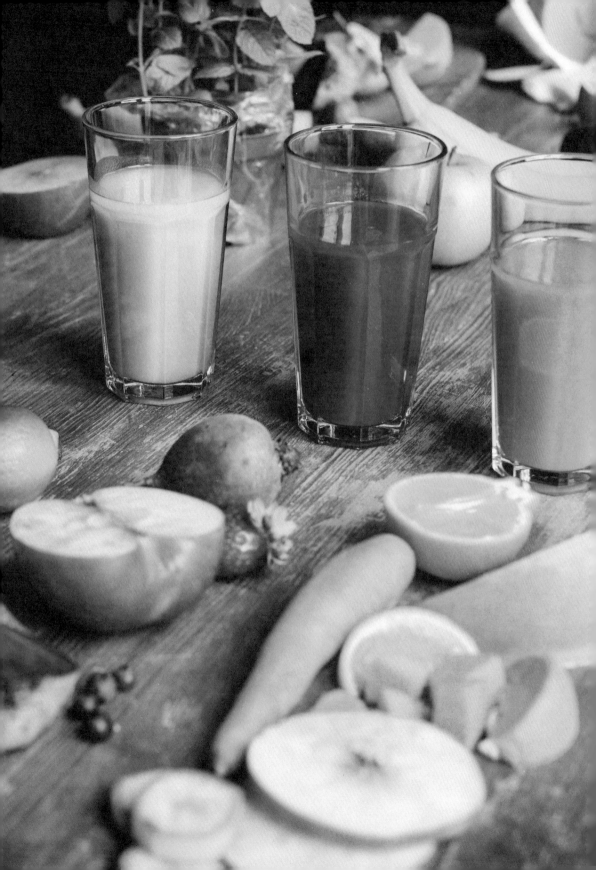

降低病症发病率和死亡率。降低病症发病率主要靠预防，要用生活方式来提高免疫力，以此来预防疾病。得了疾病要想降低死亡率主要靠治疗，怎么治疗非常关键。本书介绍了果蔬汁疗养方法，帮助已经患病者恢复健康。

食物是人体联系外环境最直接、最经常、最大量的物质，也是机体内环境及代谢的物质基础。在食物中存在许多保护机体营养素成分，在疾病发生、发展中，饮食因素既有重要保护作用，也有重要的病因性作用。因此，了解饮食、营养与疾病的关系，找出疾病防治措施，在预防与控制疾病发展方面有极其重要的地位和作用。

本书的重点是恶性肿瘤的病因和解决的方法，并且较为明确地提出了癌症与生活方式有关的因素，以此给出逆转慢性病的食疗方案。书中精选了36 种比较常见且营养价值丰富，又有独特食疗效果的蔬菜、全粮、果仁、豆类、水果，使您在家也能在食疗方面科学地运用好食物的搭配组合，从而让自己和家人营养均衡，永葆健康活力。

编者

2024 年 6 月 27 日

CONTENTS

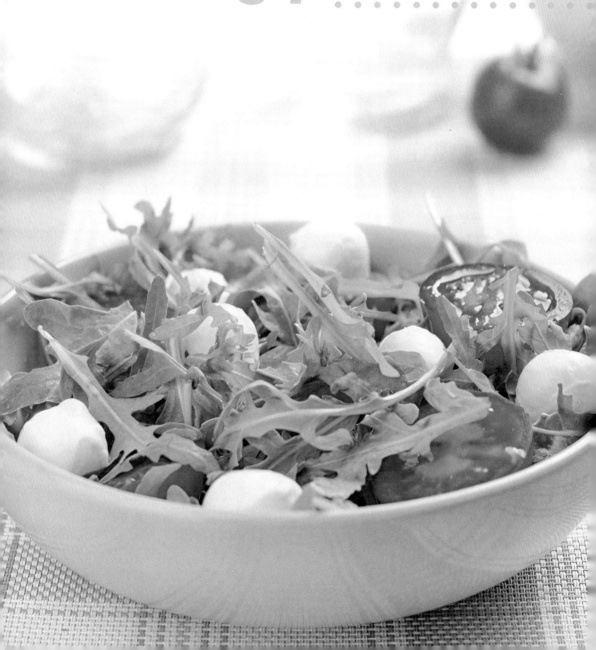

PART
01 癌症的
预防与调养

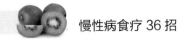

在二十世纪五六十年代的中国，癌症是一种十分罕见的疾病，而今成为中国排名第一使人早亡的疾病。有 80%～90% 的癌症都是因生活习惯和受到污染的工作环境引起的。在生活习惯这一部分中，有 75% 的癌症是由"嘴巴"引起的，包括吸烟、喝酒以及吃精致食物；另一部分则是由辐射和化学药物等造成的。

随着经济发展，人们的生活水平提高了，一些过去曾经严重危害人类健康的传染性疾病和营养不良类疾病已经逐步得到控制，而另一些与人们生活方式密切相关的疾病如癌症，其发生率却在增加。癌症已跃居中国人死亡原因的第一位。要抵御癌症的威胁，主要靠预防与治疗。怎样治疗癌症就成了很多人关心的问题。要想治疗癌症，就必须了解癌症是怎么形成的。

一、癌症

癌症是什么？是一类由基因与现代生活方式不匹配引发的疾病。从西医来讲，癌症是免疫细胞综和疲劳症。当细胞中的线粒体失效时，这个细胞就会癌变。从中医来讲，癌症是气血不足、气血亏损、气血虚寒，导致气亏血瘀。癌症也叫恶性肿瘤，恶性肿瘤就是变质细胞聚在一起形成的肿块。癌症的任务就是破坏器官组织，引起坏死、合并出血并感染，患者最终因器官功能衰弱而死亡。

二、癌症诱因

在人体细胞内有两组功能迥异的基因群，一组称为致癌基因，另一组则为抑癌基因。

正常情况下，抑癌基因会抑制（约束）致癌基因的表现，使这些致癌基因扮演促进正常细胞生长或新陈代谢的角色。

若致癌基因受到病毒或其他致癌物的刺激而不再受抑癌基因约束，就会导致一些细胞产生恶性病变，进而演变为癌症。

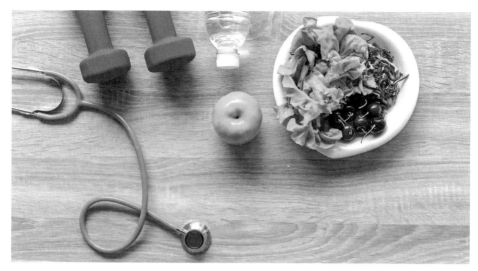

1. 外在因素 如不健康的工作环境。暴露在空气及水污染物中，化学物质（杀虫剂、除草剂等）的污染。

2. 内在因素 如遗传及感染。生活习惯是我们最能控制的，也是造成癌症发生的最大因素，包括饮食、抽烟、喝酒及在阳光下过度暴晒。

根据哈佛大学公共卫生学院的研究，不良的饮食、缺乏运动、不当的生活习惯与 65% 的癌症死亡有关。下面列出不同的生活习惯因子与癌症发生概率的百分比关系如下。不良的饮食及肥胖：30%；抽烟：30%；遗传：10%；工作场所的致癌物：5%；家族史：5%；缺乏运动：5%；病毒：5%；酒精：3%；生殖因子：3%（与性激素有关）；社会经济地位：2%；环境污染：2%。

（一）癌症的分类

一般而言"恶性肿瘤"统称为"癌症"。在医学上，将发生于上皮细胞的恶性肿瘤称为"癌症"，发生于上皮细胞以外的恶性肿瘤称为"肉瘤"。

1. 癌症 发生在呼吸器官、消化道的黏膜细胞或在内脏的上皮细胞的恶性肿瘤。

2. 肉瘤 发生于上皮细胞以外，如骨骼、肌肉、血管、神经细胞的恶性肿瘤，以及血液的恶性肿瘤，皆为肉瘤的一种。

（二）癌症的成因

75% 的癌症是从口入的，包括吸烟、喝酒及吃不良的食物。另一部分则是由辐射和化学药物等造成的。

1. 病毒等微生物　例如肝癌就是由乙肝病毒与其他因素共同作用的结果。

2. 细胞供氧不足　人体中有无数个细胞，每个细胞都需要获得氧气供给。如果长期供氧不足，细胞就会发生癌变。

3. 致癌化学品　把致癌的化学品列出来，那是一个很长很长的化学物品名单。其中也包括一些药物，例如有些防癌的药品本身又是致癌的化学物品，它可能治某种癌，但却又会引发另一种癌。

4. 辐射　经常照射 X 光也会得癌症。长期大量的 X 光照射、紫外线照射、核辐射等都能致癌。

5. 基因缺陷　人体的每个细胞核内有 23 对染色体，每条染色体上有一组一组的基因。体内有上万条基因，各有不同的功能。基因会将家族的特点一代传一代，基因是细胞活动的司令部，指挥着各种细胞制造出千百种酶和激素等各种人体正常活动所需的化学物质。同时，它们还控制和指导着细胞的生长和繁殖。它们按照一定顺序排列在染色体上，如果发生异位就可能产生癌变。

每个人的基因一半取决于母亲，一半取决于父亲。有可能从父母那里得来时某些基因就有了损坏，也有可能是后天因素造成基因缺陷。特别是其中有一组基因 $p53$ 本身就是帮助身体防癌的基因。如果这组基因被毁坏，则这个人就比别人更容易患癌。香烟和酒精都被认为能毁坏 $p53$ 基因。

6. 免疫功能下降　人体内的白细胞能识别外来蛋白质或癌变的细胞，正常人每

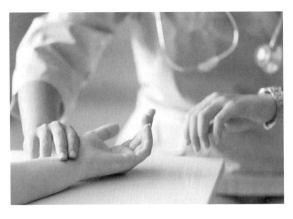

天也可能会产生癌细胞，但体内白细胞会及时发现它们，并把它们消灭掉。但是有些情况使人体的免疫系统工作不正常了。白细胞就像体内的警察一样应该时刻警醒，防御外敌。如果它们都昏沉沉地睡觉，那么坏蛋——癌细胞就会大量繁殖而形成肿瘤，这就是癌症。

三、不良生活方式与癌症的关系

1. 吸烟　吸烟使人易受各种细菌或病毒的感染，特别是导致支气管和肺部的感染。吸烟使身体细胞缺氧。烟会破坏血管内壁，造成动脉粥样硬化而阻塞血液输送氧气给细胞。吸烟使大量一氧化碳吸入体内，与红细胞结合，使红细胞载氧能力下降。吸烟易使血管收缩，吸一口，收缩一下，从而降低了对各部分细胞的供血。

烟中含有 8000 多种化学物质，多数都是致癌物质，包括其中的焦油。可以说 80% 的肺癌都与吸烟有关，凡是烟经过之处都有致癌的可能。吸烟会引起口腔癌、咽喉癌、食管癌、胃癌、支气管癌、肺癌、胰腺癌、子宫癌、乳腺癌，白血病也与吸烟有关。血液中有烟中的化学物质存在，就必定要通过肾去过滤，因此会引起肾癌、输尿管癌、膀胱癌。吸烟对吸烟者自身有害，闻二手烟的人也同样受害。父母吸烟会使儿童有患白血病的风险。

吸烟导致抗癌基因的转变，破坏基因的抗癌作用。转变的基因还会遗传给下一代。这是儿童患癌症的原因之一。吸烟降低身体免疫系统的功能，因此削弱身体对癌症的抵抗。

2. 喝酒　酒使人体的抵抗力下降，更易受感染，因此增加了患癌的可能性。酒会使红细胞发黏，使血液循环受阻，细胞供氧就会不足。

酒进入人体后会分解致癌化学物质。乙肝患者喝酒容易转成肝癌。酒是

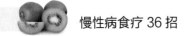

溶解剂，会破坏小肠黏膜，使致癌化学物质直接侵入体内。酒破坏维生素，且降低人体对维生素的吸收。酒会引起抗癌基因的转变。

3. 吃不良食物　40% ～ 50% 的癌是由吃不良食物引起的，特别是吃肉食。肉里有大量的微生物和脂肪，高脂肪造成动脉粥样硬化，血液循环受阻，造成细胞缺氧。肉中的胆固醇很容易就被氧化了，氧化的胆固醇就是致癌物。

4. 防腐剂致癌　做香肠所用的硝酸盐和亚硝酸盐都是很厉害的致癌物。

5. 精炼的植物油　因为油从植物中被榨出来之后，原来在种子外面防止油氧化的保护膜被去掉了，所以油很快就被氧化了。

6. 霉烂食物　发霉的食物可成为致癌物。在没有晒干的花生上所生的霉可产生一种叫黄曲霉毒素的化学物质，它是很强的致癌物。

7. 精加工食物　吃精加工食物的人得癌概率高。精加工食物已失去了通常能帮助防御癌症的维生素、矿物质和植物化学成分的抗氧化作用。

8. 肥胖　体内脂肪过多会导致血黏稠和动脉硬化，血液循环受阻而细胞易缺氧。肥胖还降低免疫系统的正常功能，本身就是容易致癌的一个危险因素。

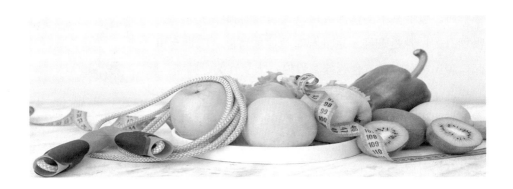

四、癌症与营养

（一）热量摄取与癌症

热量摄取过多容易引起肥胖。肥胖的人容易得乳腺癌、子宫内膜癌、大肠直肠癌及胰腺癌。

减少热量的摄取，维持理想体重是预防癌症最好的方法，同时也可以降低脑卒中及心脏血管疾病的患病概率。应少吃甜食、含糖饮料及油炸食物。

长期限制热量摄取可以减少各种癌症的患病概率，但肝癌除外。长期极低热量摄取会导致肝细胞中所含的肝糖原、蛋白质、脂肪下降，甚至消失。血液中白蛋白下降，严重者会患脂肪肝。

（二）脂肪摄取与癌症

食物中脂肪及胆固醇的含量过高，往往会增加大肠癌、乳腺癌、胰腺癌、前列腺癌、胆囊癌、卵巢癌、子宫内膜癌的发生率。减少动物油脂和氧化的植物油脂的摄取，是降低癌症发生率的重要方法。

高脂肪饮食引起胆酸、胆盐分泌，增加一级、二级胆酸的产生，导致致癌物的生成，增加结肠癌的发生率。

高脂肪饮食会降低雌二醇、雌三醇和雌酮的排出量，导致乳腺癌的发生率升高。

精加工油脂、多元不饱和脂肪酸易引发自由基产生，导致各类型癌症的发生。

1. 脂肪与大肠癌的关系　动物性脂肪和精加工植物油摄取量较多的人，患大肠癌的概率较高。脂肪会促进胆汁分泌，增加肠道内胆酸含量，而胆酸被肠内菌作用后，会产生脱氧胆酸、石胆酸等强烈致癌物。

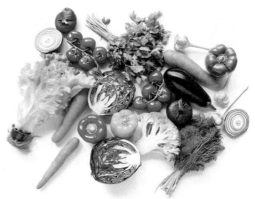

为了防止胆酸的侵蚀作用，大肠壁会增生细胞以增强屏障，但细胞增生一旦失去控制即转为癌细胞。

例外的是，冷压油（亚麻籽、

橄榄油、苦茶油）的单元不饱和脂肪酸可预防大肠癌，并使大肠癌的患者癌细胞增生率降低。

2. **脂肪与乳腺癌的关系**　若动物性脂肪、精加工植物油摄取过多，则可能会提高乳腺癌的患病率，也会使乳腺癌转移率增加。动物性脂肪和富含 ω-6 脂肪酸的精加工的植物油，如玉米油、菜籽油、豆油、花生油等，会加速乳腺癌的生长和转移速度。但冷压的橄榄油、亚麻籽油、茶油富含 ω-3 脂肪酸，则会预防乳腺癌的发生和减缓其生长。

（三）蛋白质摄取与癌症

摄取过多动物性蛋白质，会增加多种癌症的发生。动物蛋白质食物往往含高油脂而缺乏抗癌维生素 A、维生素 C、维生素 E，也缺乏纤维素。

蛋白质摄取不足，可能导致免疫力减弱，从而导致感染率及癌症发生率大幅上升。

蛋白质摄取应以适量为原则，每天 200 ～ 300 g 即可。

（四）蔬菜水果摄取与癌症

多吃蔬菜水果有助于预防食管癌、胃癌、大肠癌、前列腺癌、肺癌等多种癌症的发生。蔬菜水果中含有维生素 A、维生素 C、维生素 E，微量元素，纤维素及多种抗癌成分，故应该多摄取。

蔬菜水果有很强的抗氧化作用，可以降低肠道患癌的风险，促进癌细胞

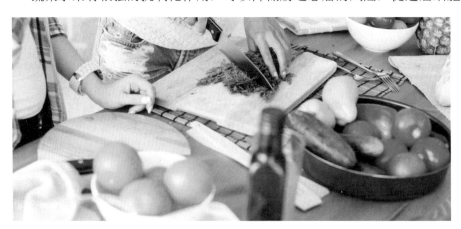

凋亡，抑制癌细胞的信息传递，提升免疫力。蔬菜水果含植物性类激素，可抑制与激素相关的癌症，如黄豆的异黄酮，虽不是营养素，但具有很强的抗氧化作用，有助于防癌。对人体不同的器官，不同的蔬菜水果具有不同的防癌功效。蔬菜，如胡萝卜、西蓝花、包菜等，可有效预防结肠癌；洋葱、大蒜有助于降低胃癌及结肠癌的发生率；番茄中含丰富的番茄红素，可降低前列腺癌的发生率。

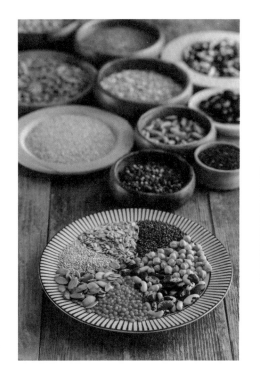

（五）五谷杂粮摄取与癌症

粗制的五谷杂粮类食物除了提供淀粉、维生素、微量元素外，是最重要的纤维素来源。

喝酒多、粪便胆酸浓度高容易得大肠癌，但多吃五谷杂粮者得大肠癌的概率低。

不吃胆固醇多的食物，包括肥肉、鸡鸭皮、内脏、蛋黄等，可减少胆酸分泌。

纤维素可缩短肠道内有害菌与肠道接触的时间，促进胆酸、胆盐的排泄，减少一、二级胆酸产生，避免致癌物对肠道的伤害；可增加粪便体积，促进排便，促进肠道有益菌滋长。

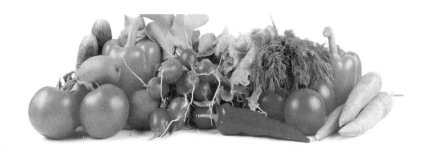

五、癌症的营养素疗法

（一）防癌饮食建议

（1）多吃十字花科类蔬菜。

（2）多吃黄豆。

（3）多吃五谷杂粮。

（4）多补充硒、硫及磺烯丙基半胱氨酸。

（5）多吃含维生素 C 的食物。

（6）多吃红色蔬菜水果（至少 5 种蔬菜、2 种水果）。

（7）多摄取叶菜类中的叶酸。

（二）防癌之道

（1）避免体重过重，勿暴饮暴食。

（2）避免过度日晒。

（3）勿暴露在致癌环境中。

（4）减少心理压力。

（5）避免接受不必要的放射线照射。

（6）勿嚼食槟榔。

（三）预防癌症的饮食原则

（1）均衡饮食并维持理想体重。

（2）多摄取膳食纤维。

（3）避免摄取高脂肪食物。

（4）应避免食用腌制、烟熏、碳烤的食物，避免食用使用亚硝酸盐制备的食物。

（5）应避免食用太烫或刺激性较大的食物。

（6）不要食用发霉食物。

（7）戒烟、限酒。

（8）可多摄取体内抗氧化剂的营养素及食物来源。

（9）可多摄取维生素 A、维生素 C、维生素 E、β - 胡萝卜素、钙、硒。

（10）多摄取十字花科类的蔬菜，如包心菜、花椰菜、甘蓝菜。

六、化疗的不良反应

（一）化疗的定义

用化学合成药物治疗疾病的方法。

（二）化疗的起源

第一次世界大战后，人们发现芥子气可以杀死一般的白细胞，就认为芥子气也可以杀死导致白血病的变异白细胞，于是，芥子气就成为杀死变异白细胞及其他癌细胞的"良药"。

（三）化疗的不良反应

由于化疗对癌细胞和正常细胞没有分辨能力，多次化疗后，患者头发脱落，表现为一系列的功能紊乱与失调，如精神不振、食欲下降、身体衰弱、疲乏、恶心呕吐、食后胀满等。

1. **身体衰弱** 患者周身疲乏无力、精神萎靡、出虚汗、嗜睡等。

2. **免疫功能下降** 伤口、口腔溃疡容易感染、化脓、伤口不易愈合，易患感冒、发热且难以治疗。

3. **骨髓抑制** 大多数化疗药物均可引起骨髓抑制，表现为白细胞和血小板下降，甚者红细胞、血红素下降等。

4. **消化障碍** 食欲下降、食量减少、恶心呕吐、腹胀、腹痛、腹泻或便秘等。很多化疗药物通过刺激胃肠道黏膜引发上述症状。

5. **炎症反应** 发热、头晕、头痛、口干、口舌生疮等。

6. **心脏毒性** 部分化疗药物可产生心脏毒性，损害心肌细胞，患者出现心慌、心悸、胸闷、心前区不适、气短等症状，甚至出现心力衰竭。

7. 肾脏毒性　有些化疗药物大剂量可引起肾功能损害而出现腰痛、肾区不适等。

8. 肺纤维化　化学药品可引起肺纤维化，拍胸片可见肺纹理增粗或呈条索状改变，对既往肺功能差的患者来说更为危险，甚至可危及生命。

9. 静脉炎　绝大多数化疗药物的给药途径是静脉滴注，可引起不同程度的静脉炎。

10. 神经系统毒性　主要是指化疗药物对周围末梢神经产生损害作用，患者出现肢端麻木、肢端感觉迟钝等。

11. 肝脏毒性　几乎所有的化疗药物均可引起肝功能损害，轻者可出现肝功能异常，患者可出现肝区不适，甚至可导致中毒性肝炎。

12. 膀胱炎　化学药品可使患者出现小便不适或胀痛、血尿等一系列药物性膀胱炎症状。

笔者从事健康事业 20 多年，采用健康生活方式帮助过许多无助的癌症病患。笔者采用全天然蔬果汁，经过 42 天全流质的方式使患者病情得到缓解，甚至得到临床治愈的理想效果。

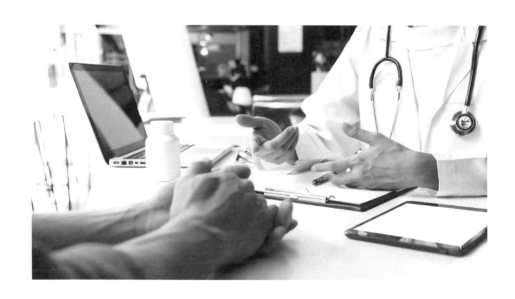

范例

肺癌全流质果蔬汁调理

肺癌患者白先生，48 岁，高等学院讲师。身高 182cm、体重 66kg，无信仰，本人爱好吸烟，饮食习惯喜欢肉食，没有吃过全粮，有吃蔬菜，但是量不多，平时运动是走路。

1. 调理第一步　42 天的癌症果蔬汁（全流质调理）。

第一餐 07:00 小麦草青菜汁（500mL）+ 营养粉（25g）

第二餐 09:00 补充蛋白质的豆浆汁（500mL）

第三餐 11:00 小麦草胡萝卜汁（500mL）+ 营养粉（25g）

第四餐 13:00 小麦草包菜汁（500mL）+ 营养粉（25g）

第五餐 15:00 补充蛋白质的豆浆（500mL）

第六餐 17:00 小麦草西蓝花汁（500mL）+ 营养粉（25g）

第七餐 19:00 保护胃的亚麻籽水

2. 调理第二步　恢复正常饮食。

（1）计算个人 BMI：66kg ÷（1.82 × 1.82）≈ 20kg/m²。

（2）计算理想体重：23 × 1.82 × 1.82 ≈ 76kg。

（3）计算每日所需总热量：76 × 25（工作量）=1900kcal。

（4）根据每日所需总热量 1900kcal，三餐饮食的分配油脂占总热量 25%、蛋白质占 15%、糖类占 60%。

糖类：1900 × 60% ÷ 4=285g

蛋白质：1900 × 15% ÷ 4 ≈ 71g

脂肪：1900 × 25% ÷ 9 ≈ 53g

表 1-1　早餐吃水果，中餐、晚餐吃蔬菜

营养素	份数	蛋白质 (g)	脂肪 (g)	糖类 (g)	热量 (kcal)
原设计	—	71	53	285	1900
蔬菜类	7	7	0	35	175
水果类	2	0	0	30	120
五谷根茎类	14.5	29	0	217.5	1015

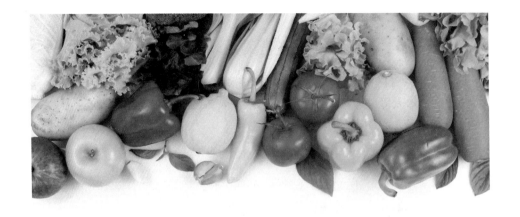

续表 1-1　早餐吃水果，中餐、晚餐吃蔬菜

营养素	份数	蛋白质 (g)	脂肪 (g)	糖类 (g)	热量 (kcal)
（中脂）	5	35	25	0	375
油脂类	5	0	25	0	225
总计	—	71	50	283	1910
差别	—	0	3	3	−10

注：1 份为 50 g。

表 1-2　食物热量代换

每餐热量分配	早餐	上午加餐	午餐	下午加餐	晚餐	份数合计
	760		760		380	1900
主食	5	—	5	—	4.5	14.5
蛋白质	2	—	2	—	1	5
蔬菜	0	2	3	—	2	7
水果	0	—		2	0	2
油脂	1	1	1	1	1	5
每餐热量加总	700		720		480	1900

早餐 7:00

| 主 食 | 全麦面馒头1个（2份），小米粥1碗（2份），芋头、马铃薯、红薯，任选一个小的（1份）
| 蛋白质 | 煮五香黄豆2/4碗（2份）
| 油脂类 | 核桃2个（1份）

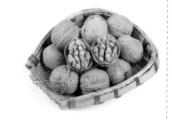

上午加餐 9:30

| 蔬菜类 | 胡萝卜汁1杯500mL
| 脂肪类 | 杏仁5粒（1份）

午餐 12:00

| 主 食 | 糙米饭1又1/4碗（5份）
| 蔬菜类 | 炒豆腐半盘（蛋白质2份）、炒菜1盘（2份）、凉拌黄瓜半盘（1份）
| 油脂类 | 冷压亚麻油1汤勺（1份）

注：用水炒菜，菜起锅再放油调匀即可。

下午加餐 15:00

| 水果类 | 中等大小番茄2个，破壁机打成糊状，熬成番茄酱加适量盐即可
| 脂肪类 | 腰果5粒

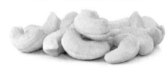

晚餐 18:00

| 主 食 | 全麦面馒头1又1/4个（2.5份）、小米粥1碗（2份）
| 蔬菜类 | 炒青菜1盘（2份）
| 脂肪类 | 冷压亚麻籽油1汤匙（1份）10mL

注：用水炒菜，菜起锅再放油调匀即可。

乳腺癌 42 天妙招

乳腺癌范女士，身高 150cm，体重 55kg，6 年前因乳腺癌失去了右侧乳房。2 年后，另一侧乳房和肝脏、淋巴、肺部多处出现了癌肿块，而医生这时所能给她的建议，就是让她控制病情恶化。

幸运的是，她接受了全天然健康食物"全流质饮食"42 天，病情有所好转。至今，她依然坚持健康生活方式及饮食原则，她的乳腺、肝脏、淋巴、肺部基本恢复正常功能。

表 1-3 范女士每日所需热量

身高 (cm)	体重 (kg)	BMI (kg/m²)	理想体重 (kg)	理想体重范围 (kg)	
150	55	24	48	43	53
每日热量需求 (kcal)	热量调整 (kcal)				
1200	100	1200			
热量 (kcal)	糖类	蛋白质	油脂		
	60%	15%	25%	100%	
1200	180g	45g	33g		

每日所需热量: 1200kcal BMI: 24 kg/m²

表 1-4 早餐吃水果，中餐、晚餐吃蔬菜（蔬菜餐）

营养素	份数	蛋白质 (g)	脂肪 (g)	糖类 (g)	热量 (kcal)
原设计	—	45	33	180	1200
蔬菜类	5	5	0	25	125
水果类	1	0	0	15	60
五谷根茎类	10	20	0	150	700
（中脂）	3	21	15	0	225
油脂类	2	0	10	0	90
总计	—	46	25	190	1200
差别	—	-1	8	-10	0

表1-5　范女士食物代换表

每餐热量分配 (kcal)	480	480	240	1200
食物类别	早餐	午餐	晚餐	份数合计
主食	4	4	2	10
蛋白质	1	1	1	3
蔬菜	0	3	2	5
水果	1	0	0	1
油脂	1	1	0	2
每餐热量加总	460	475	265	1200

调理第二方案　普通饮食

早餐：7:30

| 主　　食 | 1）全麦面馒头 0.5 半个（1 份）

2）小米粥 1 碗（2 份）

3）红薯、土豆、南瓜、芋头（任选一个）

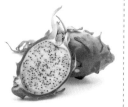

| 蛋白质 | 煮五香黄豆 1/4 碗（1 份）

| 水果类 | 火龙果（半个）

| 油脂类 | 核桃 2 个（1 份）

午餐：12:00

| 主　　食 | 糙米饭 1 碗（4 份）

| 蛋白质 | 炒豆腐半盘（1 份）

| 蔬菜类 | 水炒菜 1 盘、番茄 1 个

| 油脂类 | 亚麻籽粉或者芝麻粉 1 汤勺

晚餐：18:00

| 主　　食 | 全麦面馒头 1 个（2 份）
| 蔬菜类 | 炒白菜半盘（1 份）番茄 1 个（1 份）
| 油脂类 | 亚麻籽粉或者芝麻粉 1 汤勺（1 份）

调理第一方案　全流质饮食

6:00　起床：喝水一杯 500mL

7:00　胡萝卜汁 300mL+ 小麦草汁 100mL+ 甜菜根 100mL+ 营养粉 25g

10:00　煮熟发芽黄豆 70g+ 核桃 50g 用破壁机打成豆浆

13:00　蒸红薯一个，生菜沙拉一盘，汤一碗

16:00　胡萝卜汁 300mL+ 小麦草汁 100mL+ 甜菜根 100mL+ 营养粉 25g

19:00　亚麻籽煮水 500mL

（四）天然敷疗法

1. 用活性炭敷疗肿瘤部位，每天 2 次，每次 4 小时。
2. 每天晚上用热水泡脚 20 分钟，温度 40 摄氏度左右。

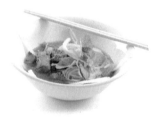

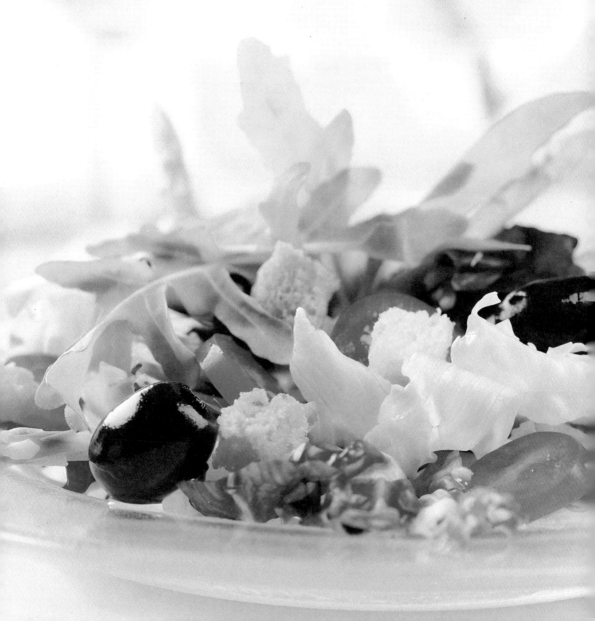

PART
02 调养饮食

什么是调养饮食？当疾病造成人身体不适，进食困难，或对某些食物无法耐受及代谢，无法摄取正常饮食，在饮食供应方案上进行调整，这些经过调整的饮食就成为调养饮食。大部分的情况下，调养饮食不能调养疾病的本身，但是可借由适当的调养饮食，使患病之人的病情得以控制或舒缓其生理及代谢压力。

一、调养饮食概述

（一）调养饮食的目标

（1）维持患者良好的营养状况。

（2）改变患者对某种营养素缺乏或过多的情形。

（3）改变患者体重过重或过轻的状况，使体重维持在理想或可接受范围内。

（4）减轻患者对某些器官的代谢负担，如低蛋白饮食可减轻肾排除氮化合物的负担。

（5）调整饮食中某些营养素的含量，以预防或延缓某些疾病发生，如低油、低胆固醇饮食可防止心血管疾病的发生或使之不再恶化。

（二）调养饮食的基础

患者对营养的需求增加，是因为疾病的发生使其对某些食物的供应或营养素的需求必须做出调整。调养饮食以正常饮食为基础，在以下各方面做调整，以适应于身体状况不同或所患疾病不同的病患。

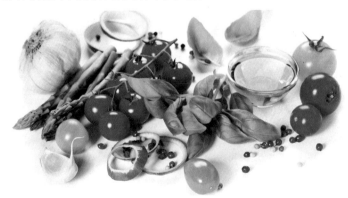

（1）在质地上做调整，如软质饮食、流质饮食。

（2）在热量上做调整，如增加或减少热量的供应。

（3）增加或减少一种或数种营养素的供应，如低钠饮食或高蛋白饮食。

（4）增加或减少纤维素或渣质的量，如用于便秘或肠道病变的高纤维或低渣饮食。

（5）可调整用餐次数，如流质饮食从 3 餐增加至 6 ～ 7 餐。

（三）影响调养饮食的因素

调养饮食需针对患者的需要，首先考虑的应是患者的营养需求，包括：

（1）患者目前的营养需求、活动能力。

（2）患者的病史、药物使用情况及曾经接受过的治疗。

（3）患者目前的病情、用药。

（4）患者目前的治疗对营养素消化、吸收、代谢的影响。

（5）患者未来的医疗处置或预防某些疾病发生的生活方式。

二、调养饮食的分类及应用

调养饮食根据个别需求的不同分为调整质地的饮食和调整成分的饮食两大类。调整质地的饮食包含软质饮食、流汁饮食、高纤维饮食、低渣饮食、温和饮食、管灌饮食、元素食等。调整成分饮食则是调整热量、糖类、蛋白质、脂肪、矿物质等。

（一）软质饮食

1. 定义　软质饮食是指质地柔软，容易嚼、消化，不含粗糙纤维的食物，是介于正常饮食与半流质饮食间的一种饮食。

2. 目的　软质饮食可使咀嚼固体及较硬的食物有困难者，仍能用口腔进食而得到足够营养。

3. 适用情形　患者消化功能不佳、戴假牙或咀嚼有困难。

表 2-1 软质食物的选择

食物名称	可食	不可食
主食类	所有食物均为精致煮熟主食类	麸皮、全谷类、硬壳果类
蛋白质	豆浆、豆制品	以油炸方式烹饪的肉、腌制的肉、烟熏的肉
脂肪	各种新鲜油脂均可	饱和脂肪酸、氢化油
蔬菜类	所有煮熟的蔬菜均可	高纤维蔬菜或者生菜类
水果类	所有果汁、不含高纤维的水果	含高纤维的水果
硬壳果类	芝麻酱、杏仁酱等	未磨细的硬壳果

（二）流质饮食

1. 半流质饮食

（1）**定义**：半流质饮食是固体食物经由绞细或剁碎等处理后，再加入汁或饮料成半流体，食用时不需要咀嚼即可吞咽，有足够的营养素和均衡的营养，可长期使用。

（2）**目的**：半流质饮食可使吞咽或咀嚼固体食物有困难者，仍能用口腔进食而得到足够营养。

（3）**适用情形**：

1）患者无牙齿或咀嚼、吞咽困难时。

2）患者胃肠道消化不良。

3）患者急性发热时。

（4）**一般原则**：

1）少量多餐，营养均衡。

2）应选择质地细、易消化的食物，不宜食用过老或含高纤维的蔬菜、水果、核果、豆类，以及油炸食物。

3）宜加强食物的色、香、味及变换烹调方式，以减少单调及油腻感。

范例

早餐　豆浆 1 杯（240mL）、2 种水果制作色拉酱、腰果粉、面包 1 个。

午餐　| 主　食 | 面条 250g

　　　| 蛋白质 | 豆腐 60g

　　　| 蔬菜类 | 小白菜 100g、胡萝卜 50g、番茄 1 个

　　　| 脂肪类 | 油 2 茶匙

做法

（1）将面粉加水和成面团，擀成面条备用。

（2）将豆腐、蔬菜全部洗净，切丁备用。

（3）锅里放油，把准备好的蔬菜爆炒加水煮开，加盐和调味品做成哨子汤即可。

（4）锅里加水烧开下面条，在面条上加上哨子汤即可食用。

晚餐　蔬菜饭（糙米饭加蔬菜炖汤）

2. 全流质饮食

（1）**定义**：全流质饮食是在室温下呈液体状的食物，含少量纤维素，可供应充足且均衡的营养，可长期食用。

（2）**目的**：可使急病期或吞咽固体食物有困难的患者，仍能用口腔进食而得到均衡的营养。

（3）**适用情形**：

1）患者颜面骨损伤，动口腔、面、头、颈部位手术，吞咽困难。

2）由清流质饮食过渡到低渣饮食或正常饮食的时期。

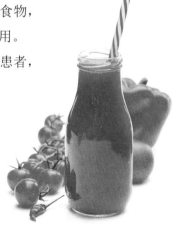

3) 食管狭窄、肠胃不通时。

4) 心肌梗死及急性感染时。

（4）一般原则：

1) 由于制备成流质，供应的食物体积较大，故宜少量多餐，每日至少提供 6 个餐次。

2) 营养分配须均衡，以选择质地细、易消化的食物为原则。

3) 全流质食物由于口味及外观不佳，较不易被患者接受，若长期使用，易造成营养素摄取量不足，可给患者提供浓缩的高热量食物，或提供优质蛋白质、脂肪类食物，同时考虑维生素、矿物质的补充量。

范例

从 7:00 开始，到 19:00，每 2 小时进食 1 次。

| 07:00 | 果汁 500mL（红苹果 + 柠檬）+ 营养粉 25g

| 09:00 | 豆浆 + 坚果

| 11:00 | 菜汁 500mL（红萝卜 + 芹菜 + 土豆）+ 营养粉 25g

| 13:00 | 果汁 500mL（梨 + 橙子）+ 五谷粉 25g

| 15:00 | 煮熟的黄豆 70g+ 腰果 30g，在果汁机里打成豆浆即可

| 17:00 | 菜汁 500mL（包菜 + 红萝卜 + 冬瓜）+ 五谷粉 25g

| 19:00 | 亚麻籽 80g 加水 600 mL，用旺火煮开，改为小火 30 分钟即可

3. 清流质饮食

（1）定义： 清流质饮食是完全无渣，不会产气或刺激肠蠕动，在室温下清澈无浮粒的流质饮食。清流质饮食不能提供足够的全部营养，不可以长期使用。

（2）目的： 可供应水分、部分电解质及少量热量，可减少大便至最低量，可以帮助患者胃肠道恢复功能。

（3）适用情形：

1）肠道手术或肠道检查前使用,以减少肠道内容物。

2）极度虚弱或动完手术,刚刚开始进食,使肠道慢慢恢复功能者。

3）作为静脉营养转换到肠道营养的第一阶段饮食。

4）胃、肠道严重感染者。

5）急病期或因发热而有恶心、呕吐、腹泻、腹胀、厌食等明显无法耐受食物时使用。

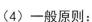

（4）一般原则：

1）清流质饮食由于无法提供足够的热量及营养素,因此只能短期供应,除非另外有补充适当的营养素,否则不得连续食用 48 小时以上。

2）清流质饮食常被选用为全静脉营养转换到胃肠道时的适应性饮食,使用时宜逐次增加使用量,开始时 30 ~ 60mL/ 小时,而后视患者适应情况再慢慢增加,至少每 2 小时进食一次,患者若适应良好可逐渐换成全流质饮食。

3）所有奶类及其制品由于易在肠道内发酵造成细菌滋生,故不可食用。

4）可选择清澈、无漂浮粒的液体作清流质饮食,例如稀米汤、过滤豆浆、果汁、菜汁等。

表 2-2　清流质饮食的选择

食物类别	可食	禁食
主食类	无	所有
蛋白质	无	所有
脂肪类	无	所有
蔬菜类	蔬菜汁	高纤维蔬菜
水果类	水果汁	高纤维水果
汤类	无油汤	所有油汤类

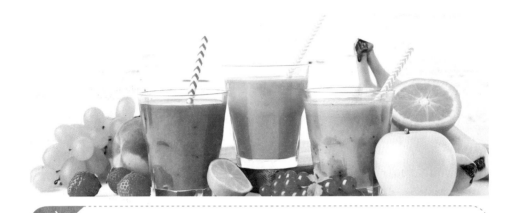

范例

从 7:00 开始，到 19:00，每 1 小时进食 1 次。

| 07:00 | 果汁 50ml

| 08:00 | 菜汁 50mL

| 09:00 | 豆浆 100mL（无渣）

| 10:00 | 果汁 100mL

| 11:00 | 菜汁 100mL

| 12.00 | 果汁 100mL

| 13:00 | 豆浆 250mL（无渣）

| 14:00 | 菜汁 250mL

| 15:00 | 果汁 250mL

| 16:00 | 菜汁 250mL

| 17:00 | 亚麻籽汁 250mL

4. 高纤维素饮食

（1）**定义**：高纤维素饮食是指每含有 1000kcal 的食物中至少包含膳食纤维 14g。

（2）**目的**：

1) 增加胃的饱足感，延缓胃排空，降低小肠吸收率，改善葡萄糖耐受性，控制血糖。

2) 在消化道发酵可产生短链脂肪酸,抑制体内胆固醇合成,降低血胆固醇。

3) 促进肠道蠕动,使粪便体积增加,利于排便,预防便秘。

（3）适用情形:

1) 高血糖症。

2) 高胆固醇血症。

3) 便秘。

4) 憩室病。

（4）一般原则:

1) 以均衡饮食为基础,增加纤维素摄取量,提供足够的营养素。

2) 以未碾制的全谷类取代精制后的五谷类食物,如以糙米取代白米。

3) 含高纤维素的新鲜蔬菜、水果,应尽量多摄取,尽量生食。

4) 未经加工的黄豆类及干豆类可多选用 250 ～ 400 g。

5) 便秘患者除了增加纤维素摄取量外,每天喝水 2000mL 以上,加上适度运动及过规律的生活。

6) 高纤维素饮食可能会引起胀气、腹泻等不适,对于习惯摄取低纤维素饮食的患者,须循序渐增加纤维素量。

表 2-3 高纤维素饮食选择

食物类别	可食	禁食
主食类	全谷根茎类, 糙米、全麦面粉等	精加工的米类、面类, 白米、白面等
蛋白质	未精加工的豆类, 黄豆、豆制品等	精加工的豆类、豆制品
脂肪类	植物性脂肪、坚果种子类	动物性脂肪、饱和性脂肪酸
蔬菜类	所有的蔬菜	菜汁
水果类	所有水果	果汁

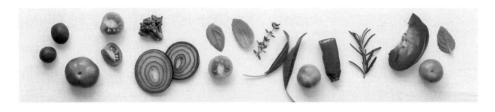

便秘三高的饮食

一位便秘患者，王女士，60 岁，已婚，家庭妇女，身高 162cm、体重 80kg，有糖尿病、高血压，平时运动是早、晚跳广场舞 1 小时，大便需要用开塞露，早、晚各服用降糖药 1 粒。

（1）评估患者 BMI：$80 \div (1.62 \times 1.62) \approx 31 kg/m^2$（BMI 值属肥胖）。

（2）计算理想体重：$22 \times 1.62 \times 1.62 \approx 58 kg$，其理想体重范围是 $50 \sim 61 kg$。

（3）每日所需总热量及三餐饮食的分配：油脂占总热量 20%、蛋白质占 15%、糖类占 65%。用健康生活方式配餐：早餐吃水果餐，午、晚餐吃蔬菜餐。

根据个案年龄和活动情况，将其设计在 25kcal/kg。

$58 \times 25 = 1450 kcal$，调整后建议 1400kcal。

表 2-4　王女士每日所需热量

每餐热量分配 (kcal)	560	560	280	1400
食物类别	早餐	午餐	晚餐	份数合计
主食	5	5	2	12
蛋白质	1	1	1	3
蔬菜	0	3	2	5
水果	2	0	0	2
油脂	1	1	0	2
每餐热量加总	590	545	265	1400

便秘（食谱三餐分配明细）

早餐 7：00—7：30

| 主　　食 | 全面馒头1个（2份），小米粥1碗（2份），芋头、马铃薯、红薯任选1个（1份）
| 蛋白质 | 煮五香黄豆1/4碗（1份）
| 水果类 | 香蕉1根、中等苹果1个（2份）
| 油脂类 | 核桃2个（1份）

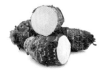

午餐 12：30—13：00

| 主　　食 | 糙米饭1又1/4碗（5份）
| 蛋白质 | 炒豆腐一小盘（2份）
| 蔬菜类 | 炒菜1盘（2份）、番茄1个（1份）
| 油脂类 | 亚麻籽油1汤勺或果仁粉2汤勺（1份）

晚餐 18：00—18：30

| 主　　食 | 全面馒头1个（2份）
| 蛋白质 | 豆浆1杯250mL（1份）
| 蔬菜类 | 炒菜1盘（2份）
| 油脂类 | 亚麻籽油1小汤勺（1份）

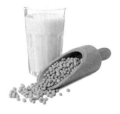

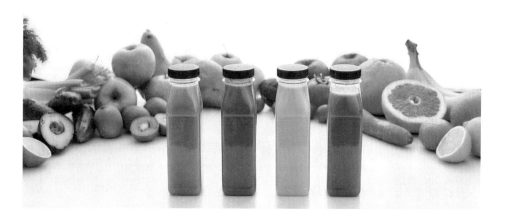

5.低渣饮食

（1）**定义**：低渣饮食是减少摄食消化后会在胃肠道留下残渣的食物，不含不能消化吸收或发酵的植物纤维。

（2）**目的**：

1）减少食物消化吸收后遗留肠道内的残渣。

2）减少肠道的蠕动及机械性刺激，使肠道充分休息。

3）帮助消化道伤口的愈合。

（3）**适用情形**：

1）患者接受大肠镜检查时期。

2）患者接受肠道手术时期，如结肠或直肠、肛门手术前后的过渡期。

3）患者患急性腹泻。

4）患者患溃疡性结肠炎、急性憩室炎。

（4）**一般原则**：

1）在均衡饮食的原则下，避免摄食会在肠道内遗留下大量残渣的食物。

2）选择低渣饮食时应以精制的五谷类，过渣的果汁、蔬菜汁，或煮熟的低纤维素蔬菜为主，具刺激性及会引起胀气的食物应尽量避免。

3）忌食牛奶及相关奶制品。

4）食物避免用油炸、油煎方式烹调，应以可使食物变软的方式烹调。

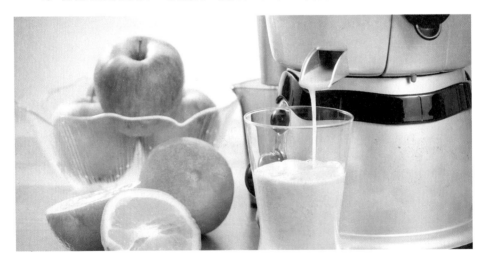

5) 此种饮食由于食物限制较多，应经医生或营养师评估，适时补充矿物质及维生素。

6) 此种饮食只用于治疗过程的过渡时期，应视患者的情况供应足够的热量及蛋白质，并于病情改善后渐次调整纤维素量至正常标准。

表 2-5　高血压患者低渣饮食选择

食物类别	可食	禁食
五谷根茎类	精加工五谷类，如白米、白面、土司、面条等	全粮类，如糙米、麦麸、全面面包等
蛋白质	加工类的豆类，如豆浆、豆腐、豆腐脑、豆花等	1. 油炸食物，如油炸豆腐 2. 没有精加工的豆类，如黄豆、绿豆、红豆等
蔬菜类	1. 过滤的蔬菜汁 2. 蔬菜的嫩叶 3. 成熟的瓜类（去籽、去皮）	1. 含粗纤维的蔬菜，如竹笋、芹菜 2. 蔬菜梗、茎及老叶蔬菜 3. 生的蔬菜
水果类	1. 各种过滤的水果汁 2. 纤维素含量少的去皮、去籽的水果，如黄河蜜、哈密瓜、香瓜、枇杷、荔枝、释迦、香蕉等	1. 未过滤的水果 2. 含高纤维素的水果，如粗梨、番石榴等
油脂类	植物类油脂，如亚麻籽油、茶油、橄榄油等	坚果种子类，如腰果、核桃、杏仁、栗子

6. 温和饮食

（1）**定义**：温和饮食是指仅含低纤维素，且无机械或化学刺激性，易于消化分解，并可以提供足够营养的一种饮食。

（2）**目的**：减轻消化系统的负担，使胃炎或消化性溃疡患者的胃肠道获得充分休息，加速康复。

（3）**适用**：胃炎、消化性溃疡，如胃溃疡及十二指肠溃疡。

（4）一般原则：

1) 定时定量，少量多餐。

2) 进食时应细嚼慢咽。

3) 每餐食物中最好都要搭配丰富的蛋白质，如豆类、豆制品等，以及含脂肪的食物，勿只吃淀粉类的食物。

4) 饮食应避免辛辣性调味品，如辣椒、胡椒等。

5) 尽量不喝酒精类饮料、咖啡，不摄入含咖啡因的食物。

6) 生活有规律、不熬夜、减少无谓的烦恼，保持心情愉快。

7) 处于胃炎的急性期，应先禁食 1～2 天，使胃能充分休息，但期间可喝少量的水以防止口渴，然后以少量多餐的方式逐渐供给流质饮食，再逐渐增加食物的量及种类。脂肪的量应稍加限制，因为脂肪会抑制胃酸的分泌。

表 2-6　温和饮食选择

食物类别	可食	禁食
主食类	精加工的五谷类及相关制品	没有加工的五谷类
蛋白质	精加工的豆制品	未加工的豆制品
蔬菜类	低渣蔬菜	含粗纤维的蔬菜
水果类	低渣水果	含粗纤维的水果
脂肪类	均可	—

7. 限制热量饮食

（1）定义：限制热量饮食是指供给低于身体每日所需热量且营养均衡的饮食。

（2）目的：减轻体重并维持身体各功能的正常运作及健康。

（3）适用情形：

1) 体重过重或肥胖症患者（BMI > 24kg/m²）。

2) 腹部肥胖者。

（4）一般原则：

1) 维持营养均衡的饮食，每日总热量以女性不低于 1200kcal，男性不低于 1500kcal 为原则，可根据活动量或现有体重计算热量。若饮食热量低于 1000kcal，微量营养素的供应将不足，就需要补充适量的维生素及矿物质。

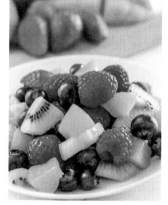

2）减重速度不宜太快，以每周减轻 0.5～1kg 为原则。适度减轻体重的 5%～10% 即可改善因肥胖而引起的健康问题。

3）少吃高脂肪、高热量及浓缩型的食物。

4）每日平均分配三餐，尽量避免吃点心。

5）饥饿时宜选择体积大、易有饱足感，但热量低的食物。

6）用餐时应细嚼慢咽，延长进食时间，进食时间至少 15 分钟。

7）配合适当运动，更有助于减重。每周至少运动 3 次，每次至少 30 分钟。运动强度为每次消耗 300～500kcal。

8）体重过重的孕妇应评估其生理状况来做适当的调整。正常体重者在整个怀孕期宜增加 10～12kg，体重过重者增加的体重宜控制在 7～9kg。

范例 一位肥胖患者丁先生，23 岁，本科毕业，未婚，身高 1.68m、体重 95kg，自由职业，不喜欢运动。

（1）评估患者 BMI：95÷（1.68×1.68）≈ 34kg/㎡（23.9<BMI 值<34，丁先生属肥胖）。

（2）计算理想体重：22×1.68×1.68 ≈ 62kg，其理想体重范围是 55～68kg。

（3）每日所需总热量及三餐饮食的分配：油脂占总热量 20%、蛋白质占 15%、糖类占 65%。用健康生活方式配餐：早餐吃水果餐，午、晚餐吃蔬菜餐。

根据案例年龄和活动情况，将其活动量设计在 25kcal/kg（轻度活动量）。每日热量的算法：总热量=理想体重×25kcal/kg。62×25=1550kcal，建议每日摄取总热量为 1500kcal。

（4）每天有规律地运动，早晚各 40 分钟。

每餐热量分配 （kcal）	600 早餐	600 午餐	300 晚餐	1500 份数合计
主食	4	4	3	11
蛋白质	2	2	0	4
蔬菜	0	4	3	7
水果	2	0	0	2
油脂	1	1	1	3
每餐热量加总	595	575	330	1500

表 2-7　不饿肚子的减肥法（代换表）

肥胖病患食谱（三餐分配明细）

早餐 7:00

| 主　　食 | 全面馒头 0.5 个（1 份），小米粥 1 碗（2 份），芋头、马铃薯、红薯任选 2 个小的（1 份）

| 蛋白质 | 煮五香黄豆 0.5 碗（2 份）

| 水果类 | 火龙果 0.5 个（2 份）

| 油脂类 | 核桃 2 个（1 份）

午餐 12:00

| 主　　食 | 糙米饭 1 碗（4 份）

| 蔬菜类 | 炒菜 1.5 盘（3 份）、番茄 1 个（1 份）

| 蛋白质 | 炒豆腐 0.5 盘（2 份）

| 油脂类 | 亚麻籽粉或者芝麻粉 1 汤勺（1 份）

晚餐 18:00

| 主　　食 | 馒头 0.5 个（1 份）、汤面条 1 碗（2 份）

| 蔬菜类 | 炒白菜 1 盘（2 份）、黄瓜 1 根（1 份）

| 油脂类 | 亚麻籽粉或者芝麻粉 1 汤勺（1 份）

注：碗，以 250mL 的碗为标准，装 2 两米饭；盘，直径 20 厘米的菜盘，
　　一盘装青菜 2 份。

8. 糖尿病饮食

（1）**定义**：糖尿病饮食是指通过调整饮食中的热量，蛋白质、脂肪及糖类，以控制三大营养素代谢异常及维持合理体重的一种饮食。

（2）**目的**：

1) 使血糖、血脂和血压趋于正常。

2) 配合相关疾病的处置，预防及治疗糖尿病所引起的急慢性并发症。

3) 针对患者的生活习惯、对食物的喜好，满足其个性化的营养需求。

（3）**适用情形**：糖尿病、葡萄糖不耐症。

（4）**一般原则**：

1) 应考虑个人的营养需要、饮食及生活状态、糖尿病类型和疾病治疗方式作为饮食考量。

2) 饮食应定时定量，使血糖处于稳定。

3) 应避免肥胖，尽量维持理想体重。糖尿病肥胖者往往不易减重至理想体重，但只要体重能减少 5% ～ 10%，就有助于控制血糖。

4) 应避免食用油炸、油煎或油酥的食物。不食用饱和脂肪酸含量高的食物，如肥肉、皮或各种动物脂肪（猪油、牛油、鸡油、奶油等），以及棕榈油、椰子油；不食用加工食品，如香肠、鱼丸、虾饺、肉饺、鱼饺等；不食用全

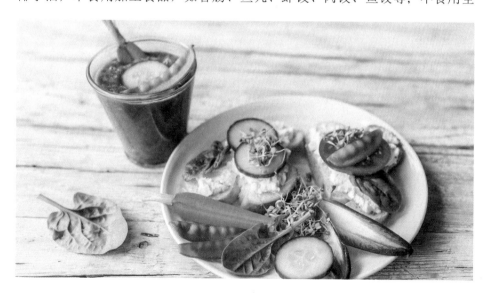

脂乳制品。

5) 尽量减少食用富含反式脂肪酸的油脂，如奶油、酥油等，及其制品，如冰激凌、糕饼类小点心等。

6) 烹调用油宜选择富含不饱和脂肪酸的油脂，特别是富含单不饱和脂肪酸的烹调用油为佳，如橄榄油、亚麻籽油、茶籽油等。

7) 烹调宜采用清蒸、水煮、凉拌、烧烤、炖、卤等方式，以减少用油。

8) 多选用富含纤维素的食物，如蔬菜、水果及全谷类（燕麦、薏仁、糙米等），未加工的豆类（黄豆、绿豆、红豆等），蔬果应尽量连皮带渣一起食用。

9) 注射胰岛素或口服降血糖药物的患者，若是需要延缓用餐，可事先进食少许点心，如1份主食类，或随身携带糖果，以防止低血糖发生。

10) 适当运动，按照患者的年龄、身体状况、喜好、生活状况，来选择合适的运动方式。运动前是否需要补充食物，视该患者的运动强度、时间及运动前的血糖控制情况而定。

范例 糖尿病患者李先生，身高158cm，体重63kg，BMI为25kg/m²，理想体重55kg，理想体重范围49～60kg，每日打胰岛素38U。

表 2-8　李先生每日所需热量

每日热量需求 （kcal）	热量调整 （kcal）			
1375	+25	1400		
热量 （kcal）	糖类	蛋白质	油脂	
	60%	15%	25%	100%
1400	210g	53g	39g	

表 2-9　早餐吃水果，中餐、晚餐吃蔬菜（蔬菜餐）

营养素	份数	蛋白质 (g)	脂肪 (g)	糖类 (g)	热量 (kcal)
原设计	一	53	39	210	1400
蔬菜类	4	4	0	20	100
水果类	2	0	0	30	120
五谷根茎类	10	20	0	150	700
中脂	4	28	20	0	300
油脂类	4	0	20	0	180
总计	一	52	40	200	1400
差别	一	1	一1	10	0

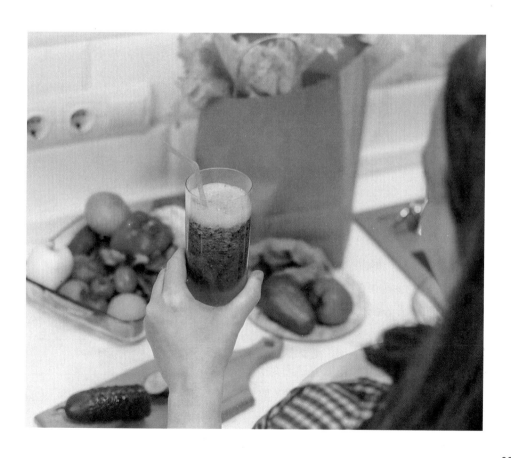

表 2-10　李先生食物代换热量

每餐热量分配 (kcal)	560	560	280	1400
	早餐	午餐	晚餐	份数合计
主食	4	4	2	10
蛋白质	1	2	1	4
蔬菜	0	2	2	4
水果	2	0	0	2
油脂	2	2	0	4
每餐热量加总	565	570	265	1400

糖尿病（打胰岛素 38U）

早餐 7:00

| 主　食 | 全面馒头 1 个（2 份），小米粥 0.5 碗（1 份），芋头、马铃薯、红薯任选 1 个（1 份）

| 蛋白质 | 煮五香黄豆 1/4 碗（1 份）

| 水果类 | 火龙果 0.5 个（2 份）

| 油脂类 | 核桃 4 个（2 份）

午餐 12:00

| 主　食 | 糙米饭 1 碗（4 份）

| 蛋白质 | 炒豆腐 0.5 盘（2 份）

| 蔬菜类 | 炒菜 0.5 盘（1 份）、番茄 1 个（1 份）

| 油脂类 | 亚麻籽粉或者芝麻粉 1 汤勺

晚餐 18:00

| 主　食 | 馒头 0.5 个（1 份）、汤面条 1 碗（1 份）

| 蔬菜类 | 炒白菜 1 盘（2 份）

按照健康生活方式，能改变生活质量，血糖也会逐渐下降。当血糖降到 6.1mmoL/L 就开始减胰岛素，每次可以减胰岛素 2～5U，每天都要检查胰岛素，胰岛素应该会在 1 个月后减 14U。坚持 2～3 个月胰岛素减完，就可以过上健康人的生活。

肾脏病的饮食调养

三、调整蛋白质及矿物质的饮食

（一）肾脏疾病饮食

1. 定义　发生肾病变时，因肝代谢的含氮矿物质无法排出，导致血液中堆积过多含氮化合物，引发尿毒症，严重时尿液排出量减少，也无法排出较多的钠离子及钾离子。此饮食针对各种肾疾病，加以调整饮食中的蛋白质、磷、钠、钾及水分含量。

2. 目的　减少产生含氮化合物，以维持身体基本的营养需要量及电解质的平衡。对于早期肾功能不全、急慢性肾衰竭或肾病症候群患者，可减轻临床症状并减缓肾功能衰退。

3. 适用情形　肾功能不全、肾病症候群、急慢性肾衰竭、各种透析治疗。

4. 控制蛋白质

(1) 肾功能不全早期，应减少饮食中的蛋白质，以减少含氮矿物质的产生，减轻肾负荷，进而延缓肾功能衰竭。

(2) 避免因控制蛋白质而导致热量摄取不足，故热量摄取应足够，以免引起身体组织蛋白质的分解，增加含氮矿物质产生。热量摄取以维持理想体重为原则。

(3) 适量限制饮食中蛋白质的摄取量，可

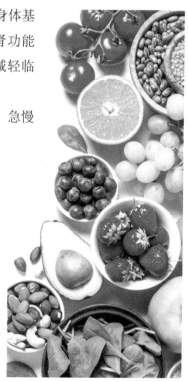

减少肾病症候群患者的尿蛋白流失量。

(4)患者在透析时会流失氨基酸及蛋白质，故每天蛋白质摄取量至少达 1.2g/kg× 理想体重；腹膜透析流失的蛋白质及氨基酸比血液透析多，故每天蛋白质摄取量至少达 1.2 ～ 1.3g/kg× 理想体重，以免造成营养不良。

(5)每日摄取的蛋白质中，必须有 1/2 ～ 2/3 来自优质的蛋白质，如黄豆制品，其余由米饭、面类、水果、蔬菜供给。

(6)有些植物性蛋白质的生物价较低，在限制蛋白质的情况下需要限量食用，如干豆类（红豆、绿豆、蚕豆、豌豆仁、黑豆、花豆芽）、面筋制品（面筋、面肠、烤麸等）、坚果类（花生、瓜子、核桃、腰果、杏仁等）。

5. 控制磷原则

(1)肾功能不全早期，应限制饮食中磷含量至最低需要量（600 ～ 800mg/d），以减缓肾功能衰退。

(2)应避免食用含磷量高的食物，包括以下内容。

乳制品：优格、奶酪、酸奶、发酵乳。

干豆类：红豆、绿豆、黑豆。

全谷类：莲子、薏仁、糙米、全麦制品、小麦胚芽。

内脏类：猪肝、猪心、鸡胗。

坚果类：杏仁果、开仁果、腰果、核桃、花生、瓜子、栗子。

其他：酵母粉、汽水、可可、蛋黄、鱼卵、肉松、芝麻、卵磷脂等。

6. 控制钠原则

(1)当合并有水肿、高血压或充血性心脏病时，需限制钠的摄取，如忌

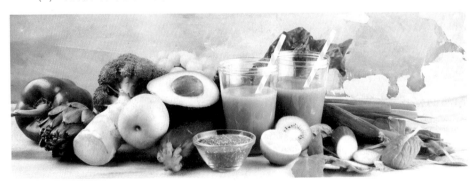

食添加钠盐的加工食品及任何腌制、浓缩食品。每日钠摄取量需依指示食用。

(2) 烹调食物时，可添加使用葱、姜、蒜、香菜、柠檬、酸橘等，以清淡的方式烹调，增加食物的可口感。

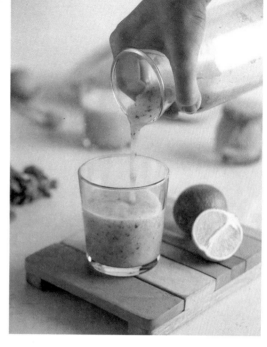

(3) 含钠高的调味品需计算其中的钠含量并限制使用，如钠盐、酱油、味精、味增、沙茶、辣椒酱、豆瓣酱、番茄酱等。

(4) 因钠乃人体所需，低血钠会造成恶心、呕吐、疲倦、肌肉痛及腹部痉挛等症状，所以限钠饮食仍需适量摄取钠，以防止发生低钠血症。

(5) 其他参考低钠饮食原则。

7. 控制钾原则

(1) 钾离子是存在于细胞内的一种离子，其易溶于水，普遍存在于各类食物中。因食物煮熟后，钾会溶于汤汁中，所以避免食用汤汁，可减少钾的摄取。为减少钾的摄取量，可将蔬菜切小片，以热水汆烫后捞起，再用水炒或凉拌，但需注意水溶性维生素的流失。

(2) 避免食用含钾高的食物，如牛肉精（汁）、鸡精、浓肉汤、人参精、茶、咖啡、草莓、哈密瓜、香蕉、橙子、番石榴、硬柿、释迦、干燥水果、巧克力、梅子汁、坚果类、空心菜、菠菜、苋菜、红凤菜、番茄酱等。

8. 控制水分原则

(1) 体内过多的水分会导致肺积水、呼吸急促、高血压及充血性心力衰竭。每日摄取水分，包括饮水、饮料、输液、食物等，须以患者前一天24小时的尿量再加上500～700mL的水分来估计。如果有呕吐、腹泻或引流，那么也

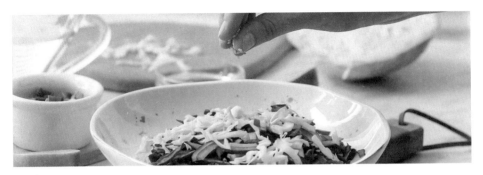

应一并记录为排出量。

(2) 血液透析患者每日水分摄取量为平均每日脱水量及尿量加750～1000mL。腹膜透析患者每日水分摄取量则建议每天 2000mL。

(3) 严格限制摄取水分者，渴时可以口含冰块来解渴，或以新鲜的柠檬片、金桔片、嚼口香糖来刺激唾液分泌。

(4) 使用固定容器将一日需饮用的水量好，再平均分配饮用，可以控制水分摄取。口渴时，用棉棒润湿嘴唇、漱口、擦护唇膏等，皆可以减少水分的摄取。

（二）限钠饮食

1. 定义　限钠饮食中的含钠量较低，且限制钠的程度依病情不同，可分为限钠饮食（2000mg）、低钠饮食（1000mg）、极低钠饮食（500mg）等 3 种。

2. 目的　限制每天饮食中钠的摄取量，以减少因钠离子过多而造成体内水分积存的情形。

3. 适用情形　水肿、高血压、心力衰竭、肝硬化、腹水、肾衰竭、妊娠毒血症、骨质疏松、结石、长期使用肾上腺皮质荷尔蒙和类固醇等药物者。

4. 一般原则

(1) 尽量选择新鲜的食材，自行烹调及制备。

(2) 盐、酱油、味精、味噌、沙茶、番茄酱等含钠量高的调味品，须按营养师的指导食用。

(3) 避免食用含钠量较高的食品，如面线、油面、方便面、蜜饯、饼干、糕点、罐头等各类加工食品。

(4) 紫菜、海带、胡萝卜、芹菜因含钠量较高，不宜过多食用。

(5) 限钠饮食因常用于高血压或心血管疾病患者，故烹调时宜多选用植物油，如大豆油（色拉油）、葵花油、玉米油、红花子油等。动物性油脂，如牛油、猪油、鸡油、乳酪、肥肉、猪皮、鸡皮、鸭皮等，应忌食。

(6) 心血管疾病患者必须禁食胆固醇含量高的食物，如内脏类（脑、肝、心、腰子）、蟹黄、鱼卵、虾卵等。蛋黄一星期不宜超过 3 个。

(7) 减少使用调味料，会降低食物的可口性，烹调时可使用葱、姜、蒜、花椒、八角、肉桂，或加入柠檬、凤梨、番茄酱，用水果的特殊香味调味，以增添食物的美味。

(8) 用清蒸、炖煮、烧烤的方式烹调肉类，保留食物原有的鲜味，如此可以减少盐及味精的用量。

(9) 均衡选择各类食物，不可偏食。体重过重时需减轻体重，维持体重在理想范围内，使疾病引起的代谢异常较易得到控制。

(10) 辣椒、胡椒、咖喱粉、酒等刺激性的调味品宜避免选用。

(11) 市售的低钠酱油含钾量甚高，不适于患肾疾病的患者食用，须按营养师指导食用。

(12) 餐馆的食盐、味精使用量较高，应尽量避免在外用餐。无法避免时，则忌食腌制食品、汤汁。

(13) 忌吸烟、饮酒。

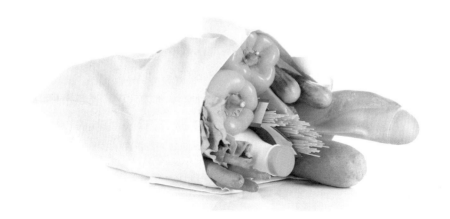

四、调整脂肪的饮食

（一）低油饮食

1. **定义**　低油饮食是指每日饮食中的脂肪量低于 50g，但糖类、蛋白质、维生素、矿物质等营养素均足以达到人体需要量，并能维持健康的一种饮食。

2. **目的**　限制饮食中脂肪的摄取量，降低血液中脂肪浓度，减少对胆囊的刺激，并降低胰腺及肠道的负荷。

3. **适用情形**

(1) 胰腺炎。

(2) 调理疾病：胆囊炎、胆结石、胆管阻塞等。

(3) 高脂蛋白血症第 I、IV 型。

(4) 腹泻及其他原因造成脂肪消化、吸收、运送及代谢异常的患者。

4. **一般原则**

(1) 食物的选择：

1) 蔬菜：新鲜蔬菜均可，但肠胃不适者应避免吃味道强烈及易产气的食物，如洋葱、蒜头、韭菜、辣椒、高丽菜、花椰菜、青椒等。

2) 水果：除牛油果、椰子、橄榄等少数含油脂者外，皆可食用。

3) 食物的选择要均衡，以充分供给各类营养素为原则。可增加全谷、根茎类、水果类、脱脂奶等食物，以补充因脂肪受限制而减少的热量。

(2) 烹调方法：

1) 应多利用不必添加油脂的烹调方法，如清蒸、凉拌、炖煮、烧烤等，并选择刺激性较低的调味品，如糖、醋、花椒、八角、番茄酱、葱、姜、蒜，或芶芡，以改善低油烹调造成色香味不足的缺点，促进食欲。

2) 禁用油炸方式烹调食物，煎、炒食物时，应仅以少量植物油为宜。

3) 在外用餐，也应尽量遵守上述原则，选择清炖、凉拌的食物，避免食用如麻油、奶油、沙茶、辣椒油、色拉酱等调味的食物。

4) 由于长期低油饮食可能造成脂溶性维生素 A、维生素 D、维生素 E、维生素 K 缺乏，故应遵照医生及营养师指导适量补充维生素。

5）若患者代谢能力较差，则以少量多餐为佳。

（二）高胆固醇血症饮食

1. 定义 高胆固醇血症饮食是指以正常饮食为基础，调整饮食中的热量、胆固醇及脂肪摄取量，以控制血液中胆固醇值的一种饮食。

2. 目的

(1) 维持理想体重，并供给足够且均衡的营养。

(2) 维持血胆固醇值于理想值（200mg/dL）内，预防或延缓心血管疾病的发生。

3. 通用情形

(1) 冠状动脉疾病的高危险群。

(2) 血液中的总胆固醇或低密度脂蛋白胆固醇高于理想值者。

4. 一般原则

(1) 维持理想体重。

(2) 少吃油炸、油煎或含动物性油脂、油酥的食物，以减少油脂摄取量。

(3) 若需要油脂，宜选用高单元不饱和脂肪酸，如橄榄油、芥花油、菜籽油等；少用高饱和脂肪酸，如猪油、牛油、肥肉、奶油等。

(4) 反式脂肪酸含量高的氢化油脂应少吃，比如用氢化植物油、烤酥油等制造的食品，糕饼、西式小点心、快餐食品等。

(5) 避免食用高胆固醇食物，如内脏（脑、心、肝、腰子等）、蟹黄、虾卵、鱼卵等，蛋黄每周以 2 个为限。

(6) 多食用富含纤维素的食物，特别是水溶性纤维，例如未加工的豆类、燕麦、蔬菜、水果及全麦类，可降低血胆固醇。避免摄取过多含精致糖类的食物或含糖饮料。

(7) 适量摄取肉类，在肉类中可多选择富含 n-3 脂肪酸的深海鱼类，如秋刀鱼、鲭鱼、鲑鱼、鲔鱼等。

(8) 建立良好的生活方式，例如戒烟、戒酒、适当运动等，有助于维持理想体重。

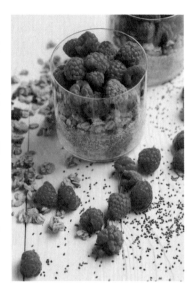

（三）高甘油三酯血症饮食

1. **定义**　高甘油三酯血症饮食是以正常饮食为基础，调整饮食中的热量、脂肪、糖类摄取量，以达到改善血液中甘油三酯的一种饮食。

2. **目的**

(1) 维持理想体重，并提供足够且均衡的营养。

(2) 使血液中甘油三酯浓度尽量接近理想范围。

3. **适用情形**　血液中甘油三酯浓度高于理想值（<150mg/dL）者。

4. **一般原则**

(1) 维持理想体重。

(2) 宜选择多糖类食物，如全谷、根茎类，避免摄取精制的甜食、含糖饮料、糖果、糕饼、水果罐头等含糖制品，勿过量摄取水果。

(3) 在适量摄取的肉类中，可多选择富含 n-3 脂肪酸的深海鱼类，如秋刀鱼、鲑鱼、鱿鱼等。

(4) 应尽量减少或禁止摄取酒精。

其他饮食注意事项与高胆固醇血症饮食原则相同。当甘油三酯浓度超过500mg/dL 时，应给予极低油饮食，油脂占总热量 15% 以下。

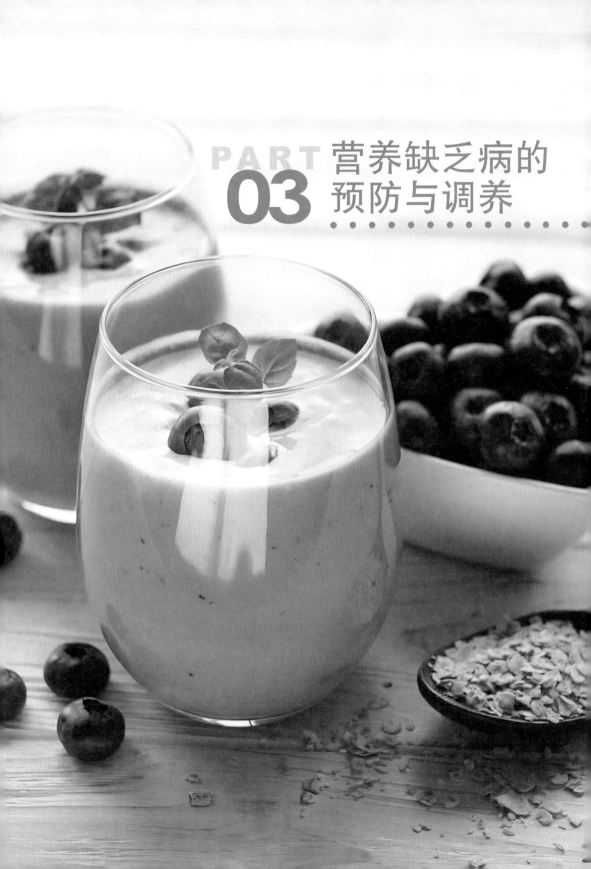

PART
03 营养缺乏病的
预防与调养

患者的营养调养非常重要，俗话说："疾病三分治，七分养。""医食同源，药食同源，药食同根。"这便是说，食物与药物在治疗疾病方面有相通之处。营养调养包括肠内营养调养和肠外营养调养。前者包括各种疾病的调养饮食和危重患者管胃饮食，后者分为中心静脉和周围静脉营养调养。在开始营养调养时，营养供给应当恰到好处，多则增加患者的代谢负担，犹如火上浇油，会加重病情；少则对于已处于危重状态患者来说，是雪上加霜。因此，供给营养素应做到满足患者需要即可，原则是"量出为入，宁少勿过"。营养调养是综合治疗的组成部分，合理使用营养调养有助于患者康复，是救治患者的重要手段。

　　食物是饮食的基础单元，没有所谓的"好的食物"或"坏的食物"。"饮食"是多种食物的组合，对食物的选择决定饮食的好坏。饮食的形态和对食物的选择对健康有绝对的影响，这种影响不是即时性的，而是缓慢的、长远的。

　　疾病调养以均衡饮食为基础，讲求各种营养素平衡，按照进食的时间与目的做周密的计划，根据患者疾病的饮食习惯设计菜单，通过鼓励、教育等方式，纠正患者疾病的饮食行为，从而达到改善健康、恢复健康的目的。

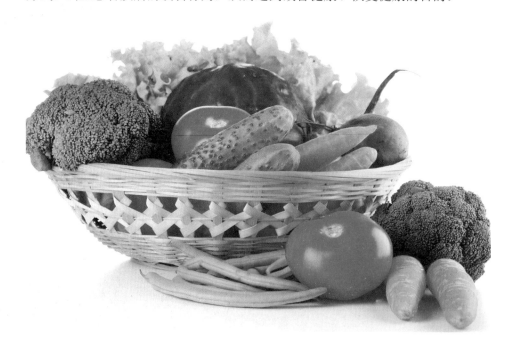

营养与疾病的发生、发展、治疗及愈后都有非常密切的关系。营养素摄入过多或不足，均会导致营养不良。及时补充营养素就可以调养因营养不足而导致的营养缺乏病，控制或减少营养素供应则可以调养因营养过剩而导致的疾病。

对于由其他原因引起的疾病，患者在营养调养过程中要摄入足够的营养，才能有效地完成治疗。营养不足会导致免疫功能降低和并发症增多。

▌一、病因分类▐

营养缺乏病是由于摄入的营养素不足以供给细胞组织维持正常的代谢功能而导致的疾病。按其发病原因，可分为原发性和继发性两种。

（一）原发性营养缺乏病

原发性营养缺乏病又称饮食性营养缺乏病，是因饮食中某种营养素量不足或质量不好而导致的疾病。

1. 食物供给不足　营养丰富的食物供给不足，或饮食计划不周、搭配不好，如有些孩子或者成年人不喜欢吃蔬菜，就容易缺乏某种维生素；烹调方法不合理易造成某些维生素被大量破坏。

2. 不良饮食习惯　如偏食，导致减少摄取某些营养素。

3. 食物加工过于精细　使某些营养素遭破坏，如白米、白面加工过度，维生素 B_1 损失 90%、维生素 B_2 损失 90%、维生素 PP 和铁损失达 70%~85%。

4. 盲目素食　全面素食的人缺乏营养知识，不懂得各种营养的搭配，盲目素食严重影响身心健康，造成维生素 B_{12} 和蛋白质的缺乏。

（二）继发性营养缺乏病

继发性营养缺乏病又称为条件性营养缺乏病，表现为因某种原因引起营养素摄取、吸收和利用出现障碍，或因各种应激导致某些营养素需要量增加。

1.食物摄取功能障碍　如胃肠疾病、神经精神病、食欲减退、食物过敏反应、牙齿脱落和早期妊娠等。

2.营养吸收障碍　如胃肠蠕动过剧、手术切除后吸收面积减少、无胃酸和胆汁，尤其是阻塞性黄疸。

3.营养素利用障碍　酒精中毒使肝功能异常、糖尿病、甲状腺功能障碍、癌症、放射治疗或长期服用磺胺类药物等。另外，还有重体力劳动、特殊气候条件和特种作业等。

不论是原发性营养缺乏病，还是继发性营养缺乏病，从营养不足到疾病发生都有一个发展的过程，这是因为体内储备的营养素可代偿一定的时间。有些营养素储备较多，如维生素 A，而有的营养素储备较少，如维生素 B_1 等。体内有营养素储备机制，就可以使组织细胞中营养素维持在比较稳定的水平，即动态平衡。但当营养缺乏的状态继续下去，营养素储备耗竭，就会逐渐出现组织细胞中营养素含量降低。当降低到临界水平时，生化障碍就会表现出来。此时，虽无临床症状，但可看到酶系统的变化及代谢异常。如维生素 B_1 缺乏时，碳水化合物氧化代谢到丙酮酸即停止，故而血液及组织中丙酮酸堆积，含量明显增高。此后，可能有功能改变，如易疲倦、睡眠不深、注意力不集中、胃肠胀气、心慌气急等。但这些症状皆非特异性的，特异性的表现如周围神经炎、心动过速，继续发展可产生形态学上的损害，如心界扩大、全身水肿。

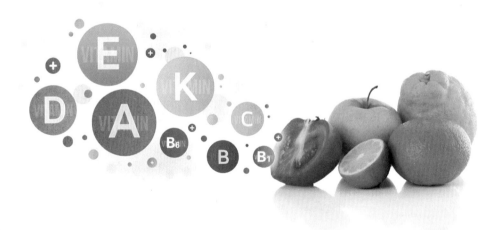

如维生素 A 缺乏时，可出现暗适应功能下降，继之可有结膜干燥、角膜溃疡和毛囊角化等。

二、营养缺乏病分类

1. 营养不足　即营养素摄入不足，体内营养素储备下降，但身体功能和形态正常。

2. 隐性营养缺病　功能和形态已发生异常的变化，但尚未形成明显的营养缺乏病。

3. 临床营养缺乏病　功能和形态受损，并发生了明显的某种临床营养缺乏病。

三、营养缺乏病诊断

某种营养素缺乏时，可有特异性的表现。

1. 维生素 A 缺乏　维生素 A 缺乏症患者在微暗处会发生视力减退，对于较暗的地方的适应也会费时，最后甚至变成夜盲症患者。维生素 A 不足时，皮肤会变得干燥。维生素 A 具有促进成长的功用，缺乏时会引起骨骼的形成障碍，对骨骼、牙齿象牙质的发育也造成影响。

2. 维生素 B_1 缺乏　维生素 B_1 缺乏会导致脚气病，使人产生全身倦怠、悸动、呼吸急促、神经障碍、肌肉力量降低、皮肤感觉麻痹及手脚发麻等症状。维生素 B_1 长期缺乏，上述症状也随之趋向恶化，甚至还会出现心脏功能不足、无法步行、死亡等情形。

3. 维生素 B_2 缺乏症　病变主要表现在唇、舌、口腔黏膜和会阴皮肤处。口部症状有口角裂纹、口腔黏膜溃疡及地图舌等；皮肤症状为丘疹或湿疹性阴囊炎、阴唇炎，鼻唇沟、眉间、眼睑和耳后脂溢性皮炎。长期缺乏维生素 B_2 还可导致轻中度缺铁性贫血，及儿童生长迟缓。

4. 维生素 B_3 缺乏症　又称癞皮病，维生素 B_3 缺乏主要损害皮肤、口、舌、胃肠黏膜及神经系统。其典型病例可有皮炎、腹泻和痴呆等症状。其中皮肤症状最具特征性，主要表现为裸露皮肤及易摩擦部位出现对称性晒斑样损伤，慢性病例皮炎处皮肤变厚、脱屑、色泽逐渐转为暗红色或棕色，也可因感染而糜烂。口、舌部症状表现为杨梅舌及口腔黏膜溃疡，常伴有疼痛和烧灼感。胃肠症状可有食欲缺乏、恶心、呕吐、腹痛、腹泻，或腹泻与便秘交替出现。神经症状可表现为失眠、衰弱、乏力、抑郁、淡漠、记忆力丧失，甚至发展成木僵或痴呆症。

5. 叶酸缺乏　　叶酸缺乏时 DNA 合成受阻，从而使细胞核变形增大。类似的细胞形态变化见于胃肠、呼吸系统黏膜细胞和宫颈上皮细胞癌前病变。叶酸严重缺乏的表现为巨幼细胞贫血。补充叶酸可使这些细胞形态学的改变发生逆转。叶酸可以调节致病过程，降低癌症危险性。叶酸缺乏可使同型半胱氨酸向甲硫氨酸转化出现障碍，导致同型半胱氨酸血症。同型半胱氨酸对血管内皮细胞有毒害作用。血清同型半胱氨酸浓度高是动脉粥样硬化及心血管疾病重要致病因素之一。此外，同型半胱氨酸还具有胚胎毒性，患同型半胱氨酸血症母亲所生子女中，神经管畸形发生率明显较高。叶酸能有效地降低胎儿神经管畸形的发生率。叶酸缺乏的其他临床表现，可有衰弱、健忘、失眠、胃肠功能紊乱和舌炎等，儿童可见有生长发育不良。

饮食摄入不足、酗酒、抗惊厥和避孕药物等，妨碍叶酸的吸收和利用，从而导致叶酸缺乏。

6. 维生素 B_{12} 缺乏　　造成维生素 B_{12} 缺乏的原因有饮食摄入不足、饮食搭配不合理、病理原因及某些药物干扰维生素 B_{12} 的吸收利用等。维生素 B_{12} 缺乏症状是与叶酸缺乏症状相似的巨幼细胞贫血，另外，还有神经系统症状。神经结构受到损害，可引起斑状、弥漫性神经脱髓鞘，初起为四肢末端麻木刺痛，以后可发展至脊髓侧索硬化及大脑功能异常，如嗅觉、味觉失常，精神抑郁，记

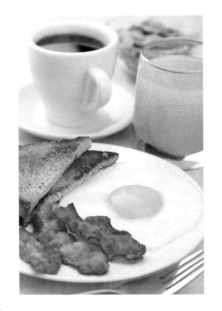

忆力减退，运动障碍，四肢震颤等。还可引起高同型半胱氨酸血症。

7. 蛋白质缺乏　症状表现为消化吸收不良、腹泻；肝不能维持正常结构与功能，出现脂肪浸润；血浆蛋白合成发生障碍；酶的活性降低，主要是黄嘌呤氧化酶和谷氨酸脱氢酶降低；由于肌肉蛋白合成不足而逐渐出现肌肉萎缩；因抗体合成减少，对传染病的抵抗力下降；由于肾上腺皮质功能减退，很难克服应激状态；胶原合成也会发生障碍，使伤口不易愈合；儿童时期可见骨骼生长缓慢、智力发育障碍。

蛋白质长期摄入不足，可逐渐形成营养性水肿，严重时导致死亡；蛋白质长期摄入不足，将影响机体组织蛋白质的合成。蛋白质长期摄入不足，会导致儿童生长发育迟缓，身高体重低于正常儿童，甚至影响智力的正常发育。蛋白质长期摄入不足，会造成成人疲倦、无力、体重降低、血浆清蛋白下降、肌肉萎缩、贫血，严重时出现营养不良性水肿，另外，还能使伤口愈合缓慢、免疫功能低下。

蛋白质严重缺乏，多见于发展中国家的儿童。蛋白质缺乏常与能量缺乏同时发生，称为蛋白质－能量营养不良，严重的可导致儿童死亡。轻型、慢性的蛋白质缺乏常被忽略，但对儿童生长发育也会有明显影响。

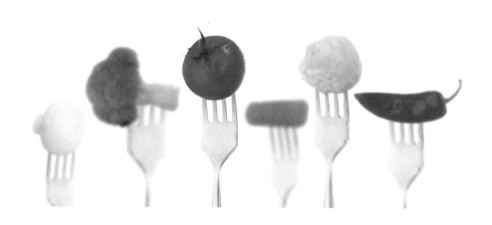

四、营养缺乏病的营养调养

各种营养缺乏病的调养方法各不相同，以下为营养缺乏病饮食治疗的基本原则。

1. 针对病因　营养缺乏病的治疗应针对病因，继发性缺乏应注意治疗主要病因，原发性缺乏病要排除造成摄入不足的因素，为补充食物和营养素创造条件。应注意到营养调养是整体调养的组成部分，与其他治疗措施相辅相成，相互补充。

2. 饮食合理　营养缺乏病调养所用饮食应合理，不用过高治疗剂量，有毒副作用的针剂更应慎重使用。要因人而异，区别对待。应按生化检查结果制订饮食方案。

3. 全面考虑　营养缺乏病调养时不能只考虑主要缺乏的营养素，而应全面地从营养素之间的相互关系研究，从而制订具体治疗方案，使患者恢复到具有合理营养状况的健康水平。如蛋白质－能量营养不良时，补充蛋白质的同时，应补充能量和维生素，不然蛋白质不能被有效利用。

4. 循序渐进　营养缺乏病调养应循序渐进，如不能用高能量、高蛋白质饮食去调养重度蛋白质－能量营养不良。因为长期营养缺乏，胃肠和其他器官的功能都处于萎缩和抑制状态，不能适应一时的超负荷营养调养。

5. 充分利用食物　营养缺乏病调养应充分利用食物，配制针对疾病特点的各种调养饮食。当患者摄入食物困难或神志不清，才考虑用管灌饮食；只有在经肠营养不能满足机体代谢需要时，才考虑静脉高营养。一旦病情好转，应及早恢复正常饮食。

6. 持之以恒　营养缺乏病的治疗通常需要坚持一段时间。因见效较缓慢，治疗效果应以患者营养状况全面恢复正常，临床与亚临床症状消失，抵抗力增强等客观指标为康复依据。

恶性贫血病

患者李女士，28 岁，身高 160cm，体重 42kg，职员，工作的劳动强度较低，长期素食，不懂营养搭配，导致维生素 B_{12} 缺乏，恶性贫血。

该患者的营养调养计划如下。

第一部分：根据患者病情，采用果蔬汁调养（全流质）42 天，病情稳定后再采用饮食计划。

7:00	胡萝卜汁 300mL+ 小麦草汁 100mL+ 西兰花泥 50g+ 海带泥 50g+ 营养粉 25g+ 维生素 B_{12} 药片 2 粒，混匀即可。
9:00	煮熟的黄豆加水 400mL+ 烤熟的核桃仁 2 个，打成果仁豆奶，混匀即可。
11:00	包菜汁 300mL+ 小麦草汁 100mL+ 西蓝花泥 50g+ 海带泥 50g+ 营养粉 25g，混匀即可。
13:00	吃各种生菜 1000g 左右，1 碗汤。
15:00	发芽黑豆煮熟加熟腰果 10 粒，加水 450mL，混在一起打成豆浆，混匀即可。
17:00	红菜头汁 300mL+ 小麦草汁 100mL+ 西蓝花泥 50g+ 海带泥 50g+ 营养粉 25g+ 维生素 B_{12} 药片 2 粒，混匀即可。
19:00	亚麻水 1 碗。

第二部分：设定营养需求，制订个人饮食计划。

▶▶第一步：算出个人体重指数（BMI）。

BMI= 体重 ÷（身高 × 身高）（体重单位：kg。身高单位：m）。

成年人的身体质量指数在 $18.5 \sim 23.9$ kg/m^2 内是正常。

低于 18.5 kg/m^2，则表示体重过低，高于 23.9 kg/m^2 则是超重或肥胖。

男性理想体重 = 身高（cm）-105，女性理想体重 = 身高（cm）-110，理想体重范围 ±10%。

▶▶第二步：根据理想体重、生理情况、病理情况和活动度等条件，计算所需的热量。

表 3-1 李女士每日所需热量

身高 (cm)	体重 (kg)	BMI/(kg/m$^{2)}$	理想体重 (kg)	理想体重范围 (kg)	
160	42	15	58	52	63
每日热量需求（kcal）	热量调整（kcal）	—	—	—	—
1450	+250	1700	—	—	—
热量 (kcal)	糖类	蛋白质	油脂		
	60%	15%	25%	100%	
1700	255g	64g	47g		

▶▶第三步：决定饮食中糖类、脂肪及蛋白质三大营养素的热量比例。

糖类宜占 55%（容许范围 55%~65%）。

脂肪宜占 25%（容许范围 20%~30%）。

蛋白质宜占 20%（容许范围 10%~20%）。

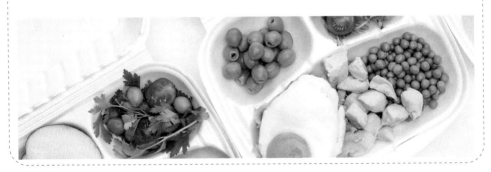

▶▶第四步：决定饮食中各类食物的份数。

表 3-2　食物份数转换热量

营养素	份数	蛋白质 (g)	脂肪 (g)	糖类 (g)	热量 (kcal)
原设计		64	47	255	1700
蔬菜类	5	5	0	25	125
水果类	3	0	0	45	180
五谷根茎类	12	24	0	180	840
中脂	5	35	25	0	375
油脂类	4	0	20	0	180
总计		64	45	250	1700
差别		0	2	5	0

患者的 BMI 为 15kg/m^2，每日所需热量为 1700kcal。早餐吃蔬菜，早点为水果，午餐吃蔬菜，午点为水果，晚餐吃蔬菜。

▶▶第五步：将六大类食物所需代换份数平均分配在三餐，并列出一份有变化、有弹性的菜单，计划即完成。

表 3-3　每餐食物代换表

每餐热量分配（kcal）	680		680		340	1700
	早餐	早点	午餐	午点	晚餐	份数合计
主食	3	2	3	2	2	12
蛋白质	1	1	1	1	1	5
蔬菜	0	—	3	—	2	5
水果	1	1	0	1	0	3
油脂	2	—	2	—	0	4
每餐热量加总（kcal）	710		725		265	1700

早餐 7:00

主　　食	全面馒头 0.5 个（1 份），小米粥 0.5 碗（1 份），芋头、马玲薯、红薯任选一个（1 份）
蛋白质	煮五香黄豆 1/4 碗（1 份）
水果类	小香蕉 1 根（1 份）
油脂类	核桃 4 个（2 份）

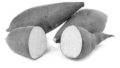

早点 9:30

主　　食	全面花卷 1 个（2 份）
蛋白质	发芽豆煮熟 50g 加煮豆的水 250mL 打成豆浆
水果类	中等大小橘子 1 个（1 份）

午餐 12:00

主　　食	糙米饭 3/4 碗（3 份）
蛋白质	炒豆腐 1/4 盘（1 份）
蔬菜类	炒菜 1 盘（2 份）、番茄 1 个（1 份）
油脂类	亚麻籽粉或者芝麻粉 1 汤勺（1 份）

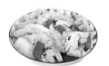

午点 15:00

主　　食	全面馒头 1 个（2 份）
蛋白质	黑黄豆煮熟 50g 加煮豆的水 250g 打成豆浆（1 份）
水果类	车厘子 10 个（1 份）

晚餐 18:00

| 主食类 | 馒头 0.5 个（1 份）、汤面条 0.5 碗（1 份） |
| 蔬菜类 | 炒白菜一盘（2 份） |

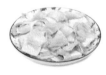

注：晚餐减少油脂和蛋白质摄入。

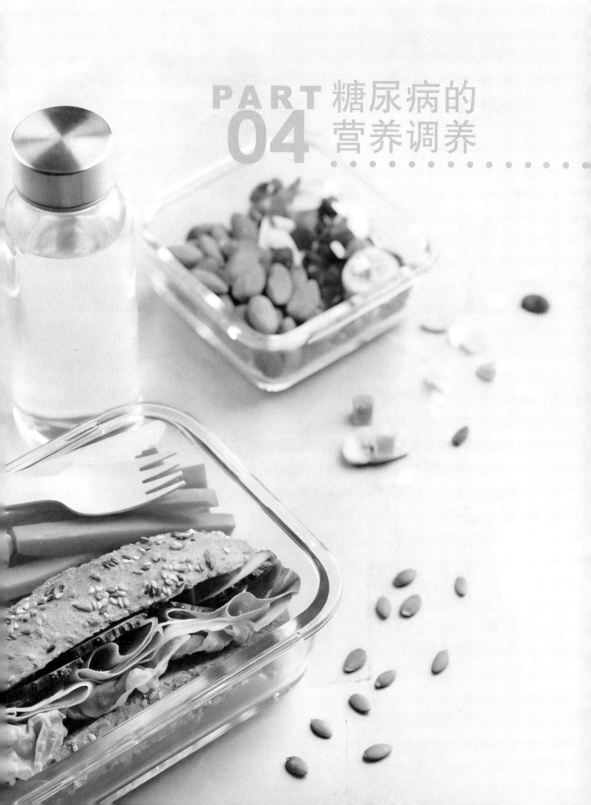

PART **04** 糖尿病的
营养调养

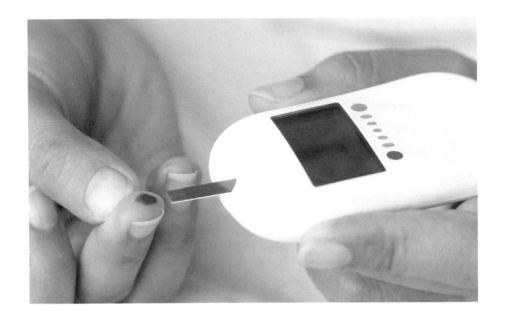

　　糖尿病是属于免疫系统方面的疾病。它是因胰岛素分泌不足，或者细胞抵抗引起糖类、脂肪及蛋白质等代谢紊乱所致。正常人血液中所含的糖分应为 3.9～6.1mmol。

　　血液中的糖是为了给细胞提供能量用的。血糖要进入细胞内，必须要有胰岛素的帮助才行。全身除脑细胞外的所有细胞都要有胰岛素的协助，才能使糖进入细胞内作为燃料去燃烧产生能量。胰岛素是由胰腺的胰岛细胞分泌的一种激素。

　　每个细胞的外壁都有一些由化学物质构成的胰岛素受体。这些胰岛素受体与胰岛素结合后，会使细胞允许糖分进入细胞内，以便燃烧产生能量。但是，如果人体内缺少胰岛素，或者存在对胰岛素的抵抗，那么血糖就不能进入细胞内去燃烧。于是，血液中的糖分因不能被细胞吸收燃烧，大量堆积在血液中，使血液中的血糖超出了正常值。

一、糖尿病类型

（一）1 型糖尿病

1 型糖尿病又叫胰岛素依赖型糖尿病。这种患者的体内胰岛素很少或根本没有，他们必须每日注射一定量的胰岛素。

（二）2 型糖尿病

2 型糖尿病也叫非胰岛素依赖型糖尿病。这种患者通常自己还能分泌足够量的胰岛素，甚至分泌过多的胰岛素。问题是由于脂肪的影响，胰岛素受体可能不能很好地识别胰岛素。于是，身体就分泌出更多的胰岛素来补充其所谓的不足。

胰岛素是一种蛋白质，所以不能口服只能注射，否则会被胃液消化。

1 型糖尿病患者起病的原因或是因为遗传基因缺陷而造成胰岛细胞分泌胰岛素的功能很弱，或是因为在年幼时遇上麻疹或腮腺炎等病毒感染造成胰岛细胞受损，或是因为新生婴儿吃外来蛋白质如牛奶中的牛蛋白质造成了胰岛细胞的损伤。还有些人是因为他们的免疫系统出了问题，他们的免疫系统开始攻击自身细胞而使胰岛细胞毁坏。此外，外伤或胰腺炎等也会损伤胰岛细胞（嗜酒的人容易得胰腺炎）。

80%～90% 的 2 型糖尿病是由于肥胖和吃高脂肪食物造成的。脂肪直接使胰岛素工作效率降低，于是身体就要分泌过多的胰岛素来弥补，胰岛素就超出了正常值，反过来又使体内脂肪堆积，造成恶性循环。

1 型糖尿病患者常见于儿童或青年人，患者多消瘦。他们需要每天注射胰岛素。2 型糖尿患者常用一些口服药，这些口服药不是胰岛素，而是用它来刺激分泌更多的胰岛素，或减少糖原在肝内的分解以控制更多葡萄糖的产生。只有一些严重的 2 型糖尿病患者，因为胰脏长期分泌过量的胰岛素而最终累坏了，以致再也不能分泌出足量的胰岛素了，使体内胰岛素大大降低，所以这种人也要注射胰岛素了。有的人喜爱吃零食，这也会把本来就虚弱的胰腺累坏，而最终导致高血糖。

1 型糖尿病和 2 型糖尿病的症状差不多：口渴、无力、吃得多，但日渐消瘦、易感染。有些 2 型糖尿病患者一开始可能没有这些症状，只是发现经常长疖子、视力变差、外伤不易愈合，甚至一直到几年后脑卒中或心脏病突发才发现有糖尿病。

糖尿病的并发症极多。糖尿病对血液循环的破坏极大。它不但对大血管有破坏作用，对毛细血管也有破坏作用。它作用于大血管上就会使动脉产生粥样硬化，以致使动脉血管阻塞，导致脑卒中、心脏病。它作用于肾的小血管上就会引起肾衰竭。它作用于眼底的毛细血管上就会在眼底形成许多不正常的小血管。若得不到好的控制，几年后就会失明。糖尿病还会增加患白内障的风险。由糖尿病而引起的失明已经成为发达国家的人民失明的主要原因。小血管的损害也使神经受到伤害，会引起神经痛或麻木。腿和脚的神经会失去知觉，所以很容易不知不觉就烫伤了自己的脚，甚至自己的脚上有了伤口都还不知道。糖尿病患者的血糖高，有了伤口就不易愈合，所以很多糖尿病患者到后来只能截肢。消化系统也会因为神经被损伤而受到影响，造成消化不良、腹泻或其他问题。而且，由于糖尿病患者的血液循环不好，免疫力降低，就会使糖尿病患者容易得癌症。

二、糖尿病的危险因素

（一）饮食因素

能量摄入多、消耗少，脂肪摄入过多，膳食纤维、维生素、矿物质摄入过少。大多数 2 型糖尿病患者伴有肥胖。超过理想体重 50% 者比正常体重者发病率高 12 倍。而高能量食物，如含脂肪多的动物性食物等摄入多，低能量食物，

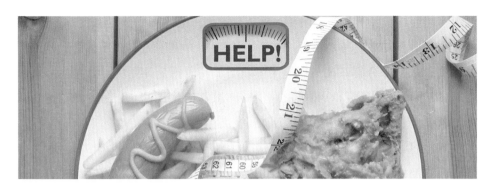

如含维生素、矿物质多的蔬菜、水果等摄入少，总能量消耗少是单纯性肥胖的根本原因。

（二）生理病理因素

年龄增大、妊娠、感染、高血脂、原发性高血压病、肥胖症等。

（三）社会环境因素

经济发达，生活富裕；工作节奏加快，竞争激烈，应激增加；生活安逸，体力活动减少等。

（四）遗传因素

糖尿病是遗传性疾病。有学者研究，在过去的贫困国家，由于食物供应不足，人体基因产生适应性改变，一旦得到食物，便将食物转变成脂肪储存起来，以供饥饿时维持生命；经世代遗传，产生节约基因。有这种基因的人群，在以上危险因素的作用下容易诱发糖尿病。

三、临床症状

糖尿病典型症状为"三多一少"，即多尿、多饮、多食和体重下降。多尿因血糖超过肾糖阈，大量葡萄糖从尿中排出，尿渗透压升高形成高渗性利尿，24 小时尿量可达 2000 ～ 10 000mL。尿的次数明显增加，每天可达 20 余次，且夜尿明显增多。多尿必多饮，患者感到口渴而增加饮水量。饮水越多尿越多，尿越多越要饮水，形成恶性循环，极易造成水、电解质平衡失调。

血糖升高刺激胰岛素分泌，患者食欲增加，故患者常有饥饿感而欲多食。肝糖原、肌糖原分解旺盛，糖异生不断增加，血糖上升更快、更高，从尿中丢失的糖更多。大量糖原和蛋白质消耗，患者体重减轻。全身症状有腰痛、四肢酸痛、手足蚁感、麻木、视力减弱及高脂血症。

轻型患者开始无症状，尤其是 2 型糖尿病患者。重症患者常伴有心脏、肾、神经系统及视网膜病变。所有患者在应激状态下都可发生糖尿病酮症酸中毒。

糖尿病的营养原则

四、营养原则

根据多年疗养院工作调查，糖尿病是可以调理好的，并且是可以预防和控制的。糖尿病引起的并发症也可以推迟发生，或者根本就不发生。因此，为了保持理想的体重，改善体内糖、脂肪和蛋白质的代谢，并保持良好的血液循环，就必须遵循健康的生活方式。缺乏胰岛素的人需要每天注射胰岛素以使血糖尽可能地保持正常。

饮食治疗对任何类型的糖尿病都是行之有效的。最基本的治疗措施是高纤维饮食，经饮食控制和调节，通常不需服药或仅需少量服药，血糖、尿糖即可恢复正常，症状消失。中重型患者，经饮食控制和调节后，可减少用药，使病情趋于稳定，也可减轻或预防并发症发生。总之，糖尿病饮食治疗既要有利于疾病控制，又要能维持正常生理及活动需要。对儿童、青少年和孕妇、哺乳期妇女等，还要考虑到生长发育及胎儿生长的需要，减轻胰岛负担，促进康复。

（一）饮食调控目标

(1) 接近或达到血糖正常水平，力求使食物摄入、能量消耗（即体力活动）等治疗措施在体内发挥最佳协同作用，使血糖控制在良好水平。

(2) 保护胰岛 β 细胞，增加胰岛素敏感性，使体内血糖、胰岛素水平处于良性循环状态。

⑶ 维持或达到理想体重。

⑷ 接近或达到血脂正常水平。

⑸ 预防和治疗急、慢性并发症，如血糖过低、血糖过高、高血压、心血管疾病、眼部疾病、神经系统疾病等。

⑹ 全面提高体内营养水平，增强机体抵抗力，保持身心健康，从事正常活动，提高生活质量。

（二）饮食调控原则的改变

随着人们认识的深入，饮食调控在糖尿病的治疗中起到越来越重要的作用。近几年来，饮食调控原则不断发生改变，其变化趋势是脂肪摄入比例减少，糖类摄入比例增加，蛋白质比例变动不大。

（三）饮食调控原则

以往用低糖类、低能量、高脂肪饮食治疗糖尿病，实践证明饮食治疗并非糖类越低越好，而是要适当限制能量和脂肪，增加糖类和蛋白质。总能量和食物成分须适应生理需要，保证营养。进餐定时定量，以达到改善糖代谢、改善病情的目的。

1. 合理控制能量 合理控制能量是糖尿病营养治疗的首要原则。能量供给根据病情、血糖、尿糖、年龄、性别、身高、体重、劳动强度、活动量大小及有无并发症确定。儿童、孕妇、哺乳期妇女、营养不良者，标准体重少 10% 以上的消瘦者及有消耗性疾病的人，应酌情增加能量供给，肥胖者则酌减之。超重 20% 以上的肥胖者先给予低能量饮食，使其体重逐渐下降，要求每周下降 0.5 ～ 1.0kg，当达到接近 ±5% 标准体重时，按 BMI 计算法供给总能量。供给的总能量以维持或略低于理想体重为宜，理想体重简易计算公式为：理想体重（kg）＝ 22× 身高（m）× 身高（m）。

体重是检验总能量摄入量是否合理控制的简便、有效指标，建议每周称 1 次体重，并根据体重不断调整食物摄入量和运动量。肥胖者应逐渐减少能量摄入并注意增加运动，直至实际体重略低于或达到理想体重。

2. 选用复合糖类　在合理控制能量的基础上给予高糖类饮食，糖类占总能量的 55%～65%，成人轻劳动强度者每天糖类摄入量为 200～300g。肥胖者可控制在 150～250g。不能低于 100g，否则可能发生糖尿病酮症酸中毒。最好选用吸收较慢的多糖类谷物，如糙米、全麦面等。

3. 增加可溶性膳食纤维摄入　多年疗养院实践工作证明，增加膳食纤维可治疗糖尿病，因膳食纤维有降低空腹血糖和改善糖耐量的作用。摄入膳食纤维较高的地区，糖尿病发病率较低。

选用高纤维饮食，可溶性膳食纤维，如半纤维素、果胶等，有降低血糖、血脂及改善葡萄糖耐量的功效，可以多食用豆、小麦麸、香蕉、杏等。玉米和大麦中可溶性膳食纤维含量高于稻米。

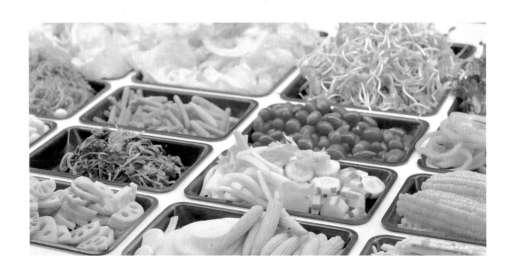

4. 控制脂肪和胆固醇摄入 心脑血管疾病及高血脂是糖尿病的常见并发症。因此，糖尿病饮食应适当降低脂肪供给量。限制动物脂肪和饱和脂肪酸摄入，增加不饱和脂肪酸的摄入。富含饱和脂肪酸的食物有牛、羊、猪油及奶油等动物性脂肪。

5. 选用优质蛋白质 糖尿病患者糖异生作用增强，蛋白质消耗增加，常呈负氮平衡，要适当增加蛋白质供给。成人按每天 $1.0 \sim 1.5g/kg$ 供给。孕妇、哺乳期妇女营养不良及存在感染时，如肾功能良好，可按每天 $1.5 \sim 2.0g/kg$ 供给。儿童糖尿病患者，则按每天 $2.0 \sim 3.0g/kg$ 供给。

如肾功能不全，则应限制蛋白质摄入，具体根据肾功能损害程度而定，通常按每天 $0.5 \sim 0.8g/kg$ 供给一定量的豆类蛋白，可多选用大豆食物。蛋白质提供能量占总能量的 10% ~ 20%，总能量偏低饮食的蛋白质比例应适当提高。患有肝、肾疾病时，蛋白质摄入量应降低，此时要特别注意保证优质蛋白质供给。

6. 提供丰富维生素和矿物质 维生素与糖尿病关系密切，补充 B 族维生素，包括维生素 B_1、维生素 B_2、维生素 PP、维生素 B_{12} 等，可改善神经症状。而充足的维生素 C 可改善微血管循环，富含维生素 C 的食物有猕猴桃、柑、橙、柚、草莓、鲜枣等，这些食物可在早晚餐间食用。

7. 食物多样 糖尿病患者常食用的食物分为谷薯类（包括含淀粉多的豆类）、蔬菜、水果、大豆、油脂类（包括坚果类）等。糖尿病患者每天的饮食都应包含这些种类的食物，每类食物选用 1 ~ 3 种。每餐中都要有提供能量、优质蛋白质和具有保护性营养素的食物。

8. 合理的进餐制度 糖尿病患者的进餐时间很重要，要定时、定量。两餐间隔时间太长容易出现低血糖。每天可安排 3 ~ 6 餐，餐次增多时可从正餐中抽出部分食物用于加餐。餐次及其能量分配比例可根据饮食、血糖及活动情况决定，早餐食欲好、空腹血糖正常、上午活动量较大者可增加早餐能量比例。早、午、晚三餐比例可各为 1/3，也可为 1/5、2/5、2/5，或其他比例。

9. 防止低血糖 如果降糖药物过量、饮食过少或活动突然增多，糖尿病患者易出现低血糖，尤其对使用速效、短效、药效峰值高的降糖药物和胰岛素患者，要特别注意防止低血糖的发生。

10. 酒精 酒精代谢不需要胰岛素，故有人认为糖尿病患者可饮少量酒来补充能量。但原则上不宜饮酒，因为酒精除能量外，不含其他营养素，长期饮酒对肝不利，易引起高甘油三酯血症，长期饮酒可增加或提前发生并发症。

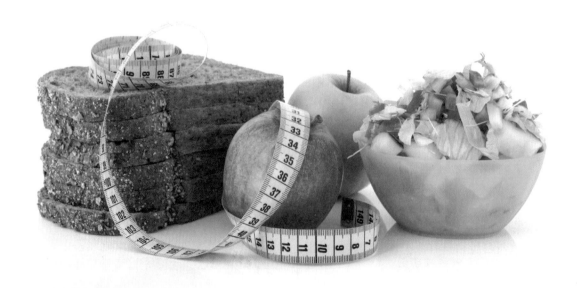

五、营养治疗

（一）餐次分配比例

糖尿病饮食能量餐次分配比例特别重要。尽可能定时、定量，要防止一次进食量过多，加重胰岛分泌的负担，或一次进食量过少，发生低血糖或糖尿病酮症酸中毒。

（二）饮食分型治疗

根据糖尿病的病情特点及血糖、尿糖变化，结合糖尿病常见并发症，将糖尿病饮食分成调理期的全流质饮食、高纤维饮食。实践证明，糖尿病饮食分型治疗针对性强、疗效确实有推广价值。

（三）糖尿病食谱

常用2种方法编制食谱，即食物交换份法和营养成分计算法，也可用电脑进行编制。食物交换份法应用较为普遍，现介绍如下。

食物交换份：每一食物交换份任何食物所含能量相似，1个交换份同类食物中蛋白质、脂肪、糖类等营养素含量相似。因此，在制订食谱时，同类食物中各种食物可以互相交换。

范例

糖尿病三餐食物代换

一位糖尿病患者高先生，60岁，高中毕业，已婚，身高172cm、体重85kg，公务员，有高血压、高血脂，平时运动是走路，无信仰，早、晚各服降血糖药1粒、早上服降血压及降血脂药各1粒。

▶▶（1）计算并评估：计算个案BMI，并评估是在正常、过重还是肥胖范围。
$85 \div (1.72 \times 1.72) \approx 28.73 kg/m^2$（个案属肥胖23.9<BMI<29）

▶▶（2）计算理想体重。
$22 \times 1.72 \times 1.72 \approx 64 kg$
其理想体重范围在54.7～70.7kg。

▶▶（3）每日所需总热量及三餐饮食的分配：油脂占总热量25%、蛋白质占 15%、糖类 60%。用生活方式医学原则配餐：早餐吃水果餐，午、晚餐吃蔬菜餐。

根据个案年龄和活动情况，将其活动量设计在 25kcal/kg：64×25=1600kcal。

建议：个案每日摄取总热量为 1600kcal。

油脂：1600×25%÷9 ≈ 44kcal。

蛋白质：1600×15%÷4=60kcal。

糖类：1600×60%÷4=240kcal。

表 4-1　高先生体重评估与热量需求

身高（cm）	体重（kg）	BMI（kg/m²）	理想体重（kg）	理想体重范围（kg）	
172	85	29	64	58	71
高先生每日热量需求					
1800	200	1600			
热量（kcal）	糖类	蛋白质	油脂		
	60%	15%	25%	100%	
1600	240g	60g	44g		

▶▶（4）设计调养食谱

1）先设定必需的常用食物用量，如蔬菜 5 份（125kcal）、水果 2 份（125kcal）。

2）用每天糖类摄入总量（240g）减去以上常用食物中糖类的量，得到谷薯类糖类用量（172.5g），除以相当于 1 个交换份该类食物所含糖类含量（55g），得到谷薯类用量为 7 个食物交换份（相当于 172.5g），

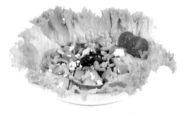

再乘以相当于 1 个交换份的该类食物所含蛋白质量（2g）得到 28g；依此类推，计算出蛋白质、脂肪用量以及油脂用量。

表 4-2　高先生食物转换热量

营养素	份数	蛋白质（g）	脂肪（g）	糖类（g）	热量（kcal）
原设计	—	60	44	240	1600
蔬菜类	5	5	0	25	125
水果类	2	0	0	30	120
五谷根茎类	11.5	23	0	172.5	805
（中脂）	5	35	25	0	375
油脂类	4	0	20	0	180
总计	—	63	45	228	1605
差别	—	-3	-1	13	-5

▶▶ （5）计算营养成分：根据粗配食谱中选用的食物的量，计算该食谱的营养成分，并与食用者营养素供给量标准进行比较，如未达到营养素供给量标准的80%～100%，则应进行调整，直至符合要求。

▶▶ （6）编排周食谱：一天食谱确定后，可根据食用者饮食习惯、市场供应等因素，在同一类食物中更换品种和烹调方法，编排成一周食谱。

表 4-3 食物代换

每餐热量分配（kcal）	640	640	320	1600
	早餐	午餐	晚餐	份数合计
主食	4	5	2.5	11.5
蛋白质	2	2	1	5
蔬菜	0	3	2	5
水果	2	0	0	2
油脂	2	2	0	4
每餐热量加总	640	665	300	1605

（四）计算步骤

糖尿病饮食是称重饮食，在制订食谱、计算营养素时必须认真细致。现以体重 60kg、劳动强度为极轻体力劳动、血糖和尿糖均增高的成年男性糖尿病患者为例。

1. **确定总能量** 按标准体重计算，以工作量（强、重、中等、轻）与标准体重相乘，即 64kg×25 ＝ 1600kcal。

2. **计算重量** 确定营养素所占能量比例，计算其重量。

糖类：1600×60%÷4 ＝ 240g。

蛋白质：1600×15%÷4 ＝ 60g。

脂肪：1600×25%÷9 ＝ 44g。

3. **制订食谱** 根据计算食物品种和数量，按烹调要求定出具体食谱供烹调用。

早餐 7:00

| 主　　食 | 100g 全面馒头 0.5 个（1 份），24mL 碗小米粥 1 碗（2 份），芋头、马铃薯、红薯任选一个小的（0.5 份）

| 蛋白质 | 煮五香黄豆 2/4 碗（2 份）

| 水果类 | 火龙果 1/4 个、苹果中等 1 个（2 份）

| 脂肪类 | 核桃 4 个（2 份）

午餐 12:00

| 主　　食 | 糙米饭 1 又 1/4 碗（5 份）

| 蔬菜类 | 炒豆腐半盘（蛋白质 2 份）、炒菜 1 盘（2 份）、番茄 1 个（1 份）

| 脂肪类 | 亚麻籽油或者茶油 2 汤勺（2 份）

晚餐 18:00

| 主　　食 | 全面馒头 0.5 个（1 份）、加菜汤面条 1 碗（1.5 份）

| 蔬菜类 | 炒白菜 1 盘（2 份）

（五）注意事项

1. 调养饮食　　糖尿病的调养饮食，一切食物——主食、副食、蔬菜和烹调油，均应是全天然食物；拒绝一切精加工食物，包括肉食。

2. 不得随意加量　　糖尿病患者按规定数量摄入食物，不得任意添加其他食物。多食用能量低的食物，如青菜、白菜、黄瓜、冬瓜、番茄等。

3. 终身控制饮食　　糖尿病需终身饮食治疗，平时既要按调养饮食要求摄取营养素，又要照顾患者饮食习惯，尽可能做到花色品种丰富、美味可口。病情稳定后，可根据劳动强度和活动量，以保证正常工作和活动的开展为控制饮食的原则。

4 限制高脂、高胆固醇食物　　限制含脂肪或胆固醇高的食物，如蛋黄、动物内脏、鱼子、肥肉、猪、牛、羊油等。不吃油炸食物，因高温可破坏不饱和脂肪酸。

5. 限制干果　　干果原则上不宜食用，如病情较轻、控制较好，可选择含糖量较低或甜度不高、含糖在10%以下的水果和干果。食用前后要自我监测血糖或尿糖，根据血糖或尿糖变化调整。食用水果时间宜安排在两餐间，不

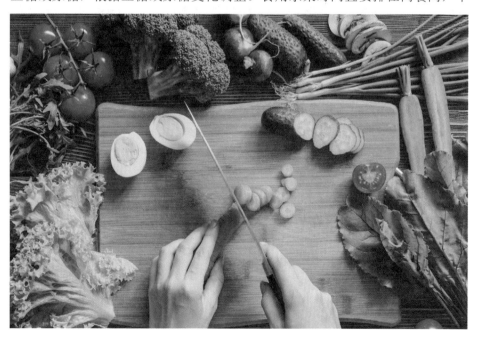

要在餐后马上食用水果。必要时应减少主食的量。水果含有丰富的维生素、矿物质和膳食纤维，对维持机体健康具有重要作用，对糖尿病患者也有一定好处。但水果含有糖类，如果糖等，消化与吸收均较快，升高血糖作用比复合糖类，如粮食要快，故血糖较高、尿糖呈现阳性患者，最好不要食用，空腹血糖最好在 7.8 mmol/L 以下，稳定后方可食用。

6. 加强锻炼　运动是糖尿病治疗的常用方法，对于控制血糖、血脂，防治或延缓并发症的发生及提高身体体质具有重要作用。糖尿病患者应积极参加体育锻炼。2 型糖尿病患者在进行中度体力活动和体育锻炼以前，应注意增加少许食物以避免发生低血糖。同时，2 型糖尿病患者不宜进行中度以上的体育锻炼。运动时在饮食上需要注意以下问题。

⑴ 不要在进食后立即运动，而要在进食 1 ~ 2 小时后再运动。

⑵ 如运动时间较长，宜在运动前和／或运动中途适当进食，以防止发生低血糖。早晨锻炼时，不宜空腹。

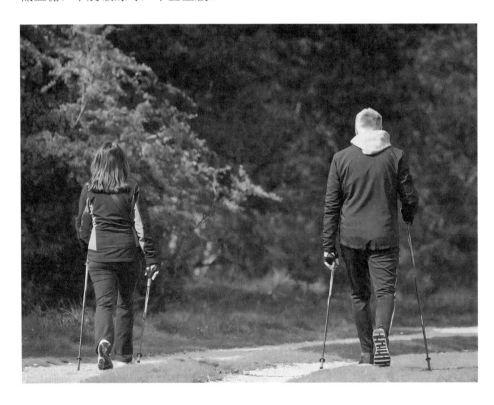

(3) 如果体重在理想体重范围内，而不需要控制体重，那么运动消耗的能量应该从饮食中补偿，原则是消耗多少补充多少。

六、糖尿病的并发症

糖尿病酮症酸中毒是糖尿病的严重急性并发症。当代谢紊乱发展至脂肪分解加速、血清酮体积聚超过正常水平时称为酮血症，其症状称为酮症。当酮酸积聚而发生代谢性酸中毒时称为酮症酸中毒。如病情严重，发生昏迷，则称为糖尿病昏迷。此病症常见于胰岛素依赖型患者，或非胰岛素依赖型患者伴有应激时。

糖尿病的并发症常伴有严重失水、酸中毒和电解质代谢乱，早期可以出现低钠、低钾血症，但血钾未必降低。脂肪代谢紊乱，酮酸明显增高，磷脂、胆固醇及脂蛋白也相应增高。蛋白质及氨基酸代谢紊乱，血浆中成酮氨基酸浓度升高，成糖氨基酸浓度降低。血糖、酮均上升而氮呈负平衡。携氧系统失常，糖尿病酮症酸中毒时血氧解离困难而发生缺氧。

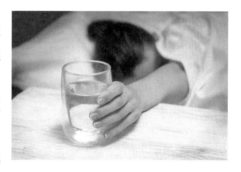

糖尿病的并发症表现为初感疲乏软弱、四肢无力、极度口渴、多饮多尿，轻度失水时仍有多尿，当肾循环衰竭或休克严重时尿量减少；早期常有食欲缺乏、恶心呕吐，有时腹痛，也可有胸痛，年长而有冠心病者，可并发心绞痛、心肌梗死、心律不齐及心力衰竭等。之后可出现倦怠、嗜睡、头痛、全身痛、意识模糊，甚至昏迷。

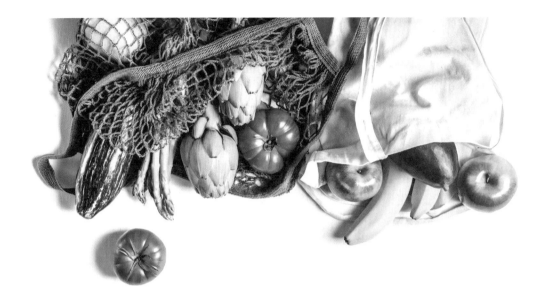

七、营养指导

　　对患者进行营养咨询和饮食指导是糖尿病综合治疗的一部分。无论是住院，还是门诊，患者都必须进行营养咨询、接受饮食指导。患者须懂得饮食治疗的重要性，掌握饮食治疗的方法和步骤，主动配合各项治疗。患者应养成良好的生活和卫生习惯，要按时休息、起床、服药，注射胰岛素和就餐。患者应了解饮食宜忌，并应知道每天主食、副食的大致摄入量。患者应学会自我保护、自我急救措施，学会自己使用胰岛素；应了解低血糖反应的症状，发生低血糖时的简易救治措施；平时应准备苏打饼干等食物。患者应定期检查血糖，平时坚持自己用试纸定时测定尿糖；应适当增加锻炼，提高身体素质，保持心情舒畅。

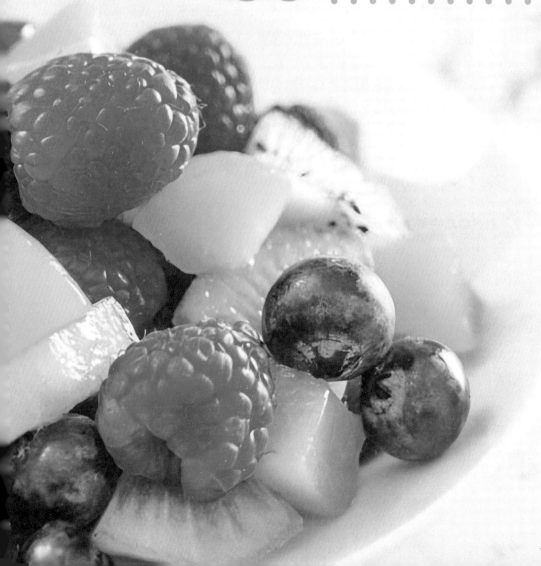

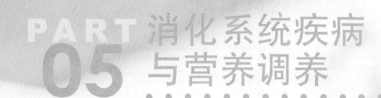

PART 05 消化系统疾病与营养调养

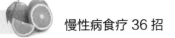

消化道是最直接与食物接触的器官。口腔、食管、胃、肠道等一系列的器官，参与食物运送及消化分解的各个环节。若某一环节出现问题，就会直接影响个人的身体健康。

一、食管疾病与饮食

食管炎

1. 病因 因食入异物（刺激原）、病毒感染或胃酸、食糜回流至食管等因素，造成食管表层黏膜受损，从而导致食管发炎、吞咽困难等病症，这就是食管炎。其他因素也会造成食管炎的发生，如横膈膜食管裂孔疝脱、食管痉挛、食管狭窄、肥胖等。

饮食习惯对于肠胃疾病通常都扮演着相当重要的角色。经常以汤拌饭且生活、工作压力大者，大都有肠胃疾病的隐患，再加上饮食口味大都偏重，更加重肠胃的负担，且进食后躺下休息，或立刻工作，都会使食管括约肌张力不足。目前，大多数人都有吃宵夜或睡前进食的习惯，这会致使食糜回流至食管，从而造成食管炎的发生。

2. 刺激物与食管炎

（1）酒精：现今交际应酬，酒似乎已是必备的饮品。酒可以是良性食品，也可以是有害食品。酒对人体有较大的伤害性，例如：饮酒会导致食管括约肌张力降低、食管肌肉蠕动不良的病症。饮酒者可能有食管运动不佳的病理现象。

（2）香烟：据目前研究统计，食糜回流的病人大多有抽烟

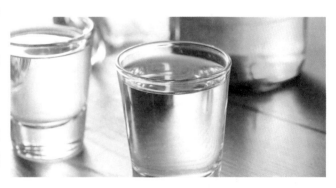

的习惯，而长期抽烟者，也大多有胸下心灼热。研究显示，抽烟会导致下食管括约肌张力降低，从而使胃酸分泌增加，胃酸回流至食管，破坏食管表层结构，造成食管炎发生。

（3）咖啡：现今，越来越多人喜欢饮用咖啡，但对于本来就有消化道溃疡、胃食管反流的患者而言，不建议他们饮用咖啡。因为咖啡可能会增加胃酸的分泌，造成患者的病情再恶化。

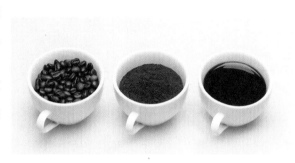

3. 饮食原则

（1）急性期的营养调养以避免发炎部位再次受到伤害为主，这时可提供易吞咽的流质饮食，但过酸或其他有较大刺激性的食物则不宜用，如橙子汁、葡萄柚汁、柠檬汁等饮料。

（2）胃酸或食糜回流造成的食管炎，会使患者胸口有灼热感、压迫感及疼痛的症状，疼痛感会反射至头部、下巴及腋下部位。饮食上应选用蛋白质、糖类含量高的食物，以增加食管下括约肌的张力。

（3）脂肪会降低食管下括约肌的张力，因此应避免食用富含脂肪或油腻的食物。

（4）进食方式与以少食多餐为宜，少食多餐可减少对食管的刺激。

（5）应避免食用含咖啡因的饮料，如咖啡、茶、巧克力、可乐；也应避免食用酒、薄荷等，以免降低下食管括约肌的张力。

（6）应避免食用过冷、过熟的食物，以免引起心口的灼热感。

（7）慢性胃食管反流的病人常有体重过重的现象，减重是改善病情最好的方法，通常80%～90%的患者减重后，病情会有明显改善。

（8）细嚼慢咽、睡前1～2小时不进食，均可改善食糜回流的情况。

（9）避免饭后弯腰或立即躺下。

（10）平时勿着紧身衣物。衣物太紧身，尤其腰带束得太紧，易使胃酸反流症状增加。

（11）切忌吃太饱，暴饮暴食对健康是没有好处的。

慢性肠胃炎调理妙招
二、胃、十二指肠疾病与饮食

（一）急性胃炎

急性胃炎是指严重的胃黏膜急性发炎，造成胃黏膜充血、水肿、剧烈疼痛等症状，有时也伴有胃局部糜烂、出血。

1. 病因　造成急性胃炎的病因有很多，包括食物中毒、食物过敏、大量饮酒；另外，吞服强酸、强碱等高腐蚀性物质，以及细菌（幽门螺杆菌）感染，都会诱发急性胃炎；其他如外伤、灼伤、手术、败血症、心脏衰竭、肝脏衰竭，也会引发急性胃炎。

2. 症状　急性胃炎常见的症状为上腹痛、恶心、呕吐、出血、头痛、虚弱等，病情严重者会有胃部大量出血、低血压及休克等症状，此时应立即就医。

3. 饮食原则

⑴根据出血及疼痛程度，禁食 24～48 小时或更久，使胃得到充分休息，直到病情受到控制为止，在此期间只能给予静脉营养，以维持患者基础能量及补充电解质与水分。

⑵当症状减轻后，给予少量清流质饮食，如果汁、菜汁、豆浆、米汤。按照病人接受程度逐渐增加清流质饮食量，刚开始每小时 50～60mL，逐渐增加到每小时 150～200mL。慢慢由清流质转换成全流质，逐渐改成半流质，之后改成软质饮食，最后改成正常饮食。

⑶在病情恢复期间要避免食用会刺激胃酸大量分泌的食物，以免造成胃部的再次伤害。刺激性食物包括含咖啡因的食物、酒精、辣椒、胡椒等。

(4) 进食时需细嚼慢咽，并以少量多餐的方式进行，以减少胃的负担。

(5) 需注意饮食卫生，不要食用未经消毒和处理的食物。

(6) 禁止暴饮暴食，以免增加胃肠负担。

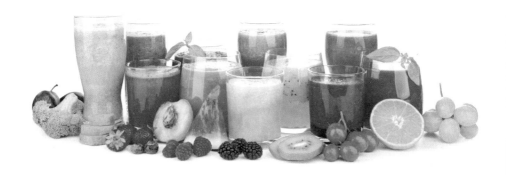

（二）慢性胃炎

1. 病因　造成急性胃炎的因素往往也是引起慢性胃炎的主因，且随着年岁增长，慢性胃炎发生率也会增加。此外，压力、抽烟、酗酒、无节制的饮食、食入有毒物质、药物或不洁的食物，都是造成胃炎的因素。另外，食糜的回流也会造成胃部损伤，引起发炎。本身患有胃癌、胃溃疡的患者，慢性胃炎发生率会比一般人高。贫血、心脏病、急性传染病、糖尿病等均会间接引起慢性胃炎。

2. 症状　上腹部不适、微痛或心灼热感，伴随消化不良、食欲缺乏、恶心、呕吐等生理现象，严重时会有反射性疼痛的表现，如胸闷或背部疼痛等。

3. 饮食原则

(1) 少食多餐。每天 4～6 餐，避免过饱而增加胃的负担，进餐时避免摄取过多液体，以防胃胀。

(2) 避免睡前 1 小时进食。食物进入胃部，消化时间为 0.5～1 小时，若睡前 1 小时内进食，则睡眠中食糜排空延缓，会刺激胃一再分泌胃酸而造成胃部不适或发炎症状加重。

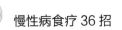

(3) 进食时尽量细嚼慢咽，使食物在口中充分与唾液淀粉酶混合。

(4) 最好的饮食方式是定时、定量。勿暴饮暴食，以免增加胃的负担。

(5) 戒烟、戒酒、戒咖啡、戒茶，以免病情加重。

(6) 避免食用产气的食物，如红薯、青椒、洋葱、豆类等。

(7) 避免食用粗糙、过冷或过熟的食物。

(8) 尽量避免食用口味过重的食物，如太酸、太甜、太辣的食物。

(9) 避免食用含大量脂肪或油炸的食物，以减短食物在胃部停留的时间，因为脂肪会延长胃排空的时间。

(10) 对于已知的造成胃部不适的食物，应避免再食用，以免造成胃炎再次发生。

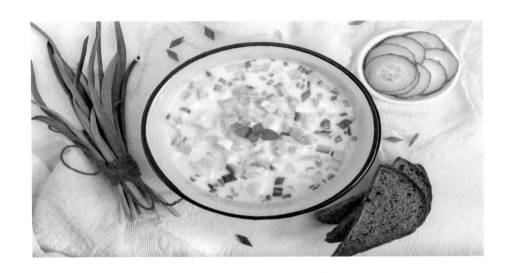

(三) 消化性溃疡

消化性溃疡是发生于胃及十二指肠的常见病，其中十二指肠溃疡的患者又较胃溃疡多。一般而言，胃溃疡患者以老人居多，而十二指肠溃疡患者以青年人多，其中又以男性居多，好发于秋季、冬季以及冬、春转换之时。

1. 病因 造成溃疡的原因大多是因为胃酸、胃蛋白酶分泌过多而损失黏膜表层，或是消化道表层黏膜抗酸能力低下，而导致明显的组织损伤、糜烂。

造成胃溃疡与十二指肠溃疡的因素有些不同，而且两者发病的症状也大不相同，详述如下。

（1）胃溃疡：好发于胃窦部位，通常是因为胃黏膜异常，如损伤或防御能力降低，使得胃液中氢离子向胃黏膜渗入而造成细胞损伤、溃烂。另外，幽门螺杆菌感染已被列为引起慢性胃炎主因之一。而胃炎、胃窦炎均是引发胃溃疡的因素之一。其他因素，如胃蠕动不正常及幽门括肌功能异常，使十二指肠内的胆汁反流至胃中，破坏胃黏膜引起胃炎进而引发胃溃疡。

饮食中酒精及含水杨酸的药物，如阿司匹林，也会对胃壁造成破坏。另外，长期服用非固醇类消炎药物的病人，因为抑制前列腺素合成而降低胃黏膜对酸的防御能力，间接引发胃炎、胃溃疡。

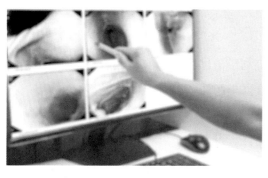

（2）十二指肠溃疡：好发于幽门附近，以距离幽门3cm以内为多。通常是因胃酸、胃蛋白酶分泌过量而造成。此外，如果壁细胞比一般人多，可能使胃酸分泌量增加。因为，壁细胞对胃激素、抗组胺、乙酰胆碱的刺激反应较敏感，这些都是造成十二指肠溃疡的主因之一。

胃排空时间过快，会造成酸性食糜在十二指肠无法立即被中和，使十二指肠长期处于异常酸性环境中，造成黏膜损伤，从而引起溃疡。长期精神紧张、压力大，也容易引发十二指肠溃疡，因此，降低压力、舒缓紧张情绪有利于减缓溃疡的病情发展。烟、酒、浓茶、咖啡均会刺激胃酸的分泌，造成溃疡病情的恶化。

2. 症状　胃溃疡与十二指肠溃疡患者的疼痛部位、疼痛时间不相同。

表 5-1　胃溃疡与十二指肠溃疡的比较

比较项目	胃溃疡	十二指肠溃疡
疼痛部位	胸骨下方、左胸前疼痛，类似"三明治征"	胸腹右下方至胸腹中间闷痛或灼热疼痛
好发时间	进食后 30 ～ 60 分钟	进食后 2 ～ 3 小时，睡眠中痛醒（凌晨 2 ～ 3 点）
发作方式	烧灼感、刺痛	烧灼感、闷痛、侵蚀性疼痛

3. 饮食原则

（1）定时、定量，细嚼慢咽有利于消化。

（2）避免睡前进食，尤其是十二指肠溃疡患者。

（3）避免食用过油、过热、过冷、过硬、辛辣等刺激性食物。

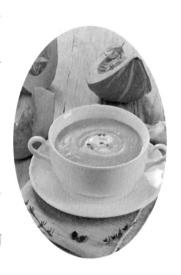

（4）避免食用易胀气食物，如生葱、生蒜、豆类。

（5）避免食用过酸饮食，如柠檬汁。

（6）避免食用含咖啡因的饮料，如咖啡、茶、巧克力、可乐等。

（7）尽量避免服用对胃刺激大的药物，如阿司匹林、非甾体抗炎药等。

（8）戒烟、戒酒。

（9）适时舒缓压力及情绪，有助于溃疡病情的控制。

（四）肠道疾病与营养调养

1.病因　吸收不良是指食物在消化、吸收过程中，其中之一或两者均有缺陷或异常而致营养素吸收困难或无法吸收的生理问题。

（1）消化不良：消化不良可能是消化腺功能低下造成，如胰腺、胃受损（胃切除），导致消化液无法正常消化分解食物。另外，胆盐缺乏的患者，会因食糜、乳糜微粒形成困难而有营养素吸收困难的症状发生。

（2）吸收不良：吸收面积减少是造成吸收不良的主要原因，比如做肠管切除或做绕道手术的患者多少都有营养素吸收不良的病情。另外，肠黏膜细胞运送异常或是淋巴管阻塞等因素，也会造成营养素吸收下降及吸收不良。

2.症状

（1）腹泻：因吸收不良，许多营养素在肠道中被细菌分解，尤其是脂肪，会被分解成强化脂肪酸，此物质会刺激肠道加速蠕动且形成泡沫，从而造成大量酸臭味的稀水便。

（2）腹胀：因肠道细菌分解营养素产生的气体堆积于肠道中所致。

（3）体重减轻及乏力。

（4）长期严重吸收不良，会有低蛋白血症及水肿现象发生。

（5）脂肪痢使钙、镁大量流失，会造成草酸盐被身体大量吸收，产生高草酸尿，此时身体内容易形成草酸盐结石。

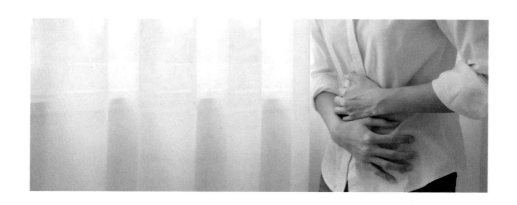

3. 饮食原则

（1）饮食上的重点在于帮助患者痊愈，并避免营养素缺乏的情况发生。

（2）病情严重时应给予静脉营养，以提供基本体能及身体恢复时患者所需的营养素，特别是患有短肠综合征及克罗恩病的患者。

（3）以持续性食物调养为基础，提供足够的蛋白质（一天给予 100g），以帮助身体恢复。

（4）热量以 1500 ～ 2000kcal/ 天为宜。

（5）应补充流失过多的水分、维生素及矿物质。

（6）应避免食用含有刺激性的食物，如膳食纤维、酸性食物、辛辣食物，以免造成肠道的不适。

（7）饭后半小时不宜平躺、睡觉及进行剧烈运动。

（五）腹泻

腹泻是指食物在胃肠道未经完全消化吸收，就以水样粪便形式排出体外，导致身体流失大量水分及电解质的现象。

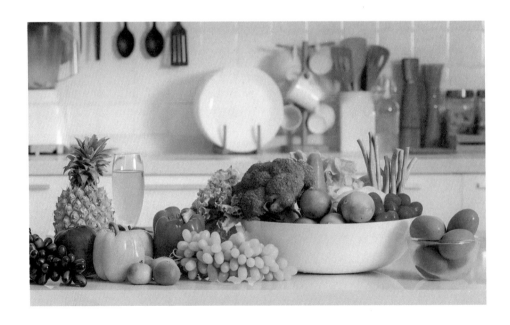

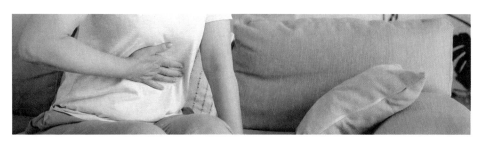

1. 病因　造成腹泻的原因很多, 病理原因大致分为急性及慢性两种（表5-2）。

表5-2　腹泻病因

分类	病因
急性	细菌感染：如大肠埃希菌、链球菌、志贺菌引发的感染
	细菌毒素：如葡萄球菌、沙门菌引发的食物中毒。
	化学中毒：如误食砷、铅、汞等
	饮食因素：乳糖不耐受症、食物过敏
	心理因素：如紧张、情绪不稳、焦虑等
	药物影响：如秋水仙碱、奎宁
慢性	因肠道组织、黏膜损伤或消化酶的缺乏造成营养素吸收不良
	代谢性疾病：如糖尿病、肝脏疾病引起的肠胃不适
	滥用缓泻剂
	癌症：小肠癌或大肠癌所引起的腹泻
	肝硬化
	放射性治疗
	酒精中毒

2. 症状

（1）急性腹泻：突然多次水样便，伴随腹部疼痛、痉挛及虚弱，有时会呕吐，有发热症状。

（2）慢性腹泻：可能会持续2周以上，症状与急性腹泻相似，但须注意其营养素的流失比急性腹泻更严重。

3. 饮食原则

（1）严重腹泻应禁食 24 ～ 48h，使肠胃得到充分休息，同时对于水、电解质应给予适当补充，特别是婴幼及老人。

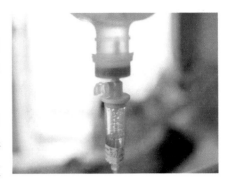

（2）大量流失水分、电解质极易引起脱水而造成生理障碍，此时应给予添加钾的葡萄糖生理盐水或是静脉营养支持，以提供足够的水分及电解质。

（3）腹泻改善后，可给予含钾、钠高的溶液，如果汁、菜汁等。

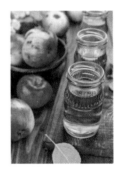

（4）富含果胶的苹果汁可改变粪便的软硬程度，对减轻腹泻症状相当有效,可根据患者的接受程度少量给予。

（5）腹泻时乳糖酶的活性低下，因此，此时应避免食用含有乳糖的食物。

（6）腹泻停止后，可先给予低渣饮食，再根据耐受程度慢慢恢复正常饮食。

（7）对慢性腹泻的患者，应给予高热量、优质蛋白、低渣的饮食，并注意补充维生素及矿物质食物。

范例 一位慢性肠胃病患，经常拉肚子的王先生，48 岁，自由职业，身高 172 公分、体重 50 公斤，无信仰，本人不吸烟、不饮酒，饮食习惯喜欢肉食，没有吃过全粮，有蔬菜不多，平时运动是走路。

患者因为长期拉肚子，造成营养不良……。经过 30 天全流质调理已经恢复健康。

表 5-3　王先生基本情况

身高（cm）	体重（kg）	BMI（kg/m²）	理想体重（kg）	理想体重范围（kg）	
172	50	17	64	58	71

每日热量需求 （kcal）	热量调整 （kcal）		
1920	+80	2000	

热量（kcal）	糖类	蛋白质	油脂	
	60%	15%	25%	100%
2000	300g	75g	56g	

每日所需热量：2000kcal BMI：17kg/m^2

表 5-4 早餐吃水果，中餐、晚餐吃蔬菜（蔬菜餐）

营养素	份数	蛋白质（g）	脂肪（g）	糖类（g）	热量（kcal）
原设计		75	56	300	2000
蔬菜类	5	5	0	25	125
水果类	3	0	0	45	180
五谷根茎类	15	30	0	225	1050
（中脂）	5	35	25	0	375
油脂类	6	0	30	0	270
总计		70	55	295	2000
差别		5	1	5	0

每餐热量分配 （kcal）	800	800	400	2000
	早餐	午餐	晚餐	份数合计
主食	6	6	3	15
蛋白质	2	2	1	5
蔬菜	0	3	2	5
水果	2	1	0	3
油脂	2	2	2	6
每餐热量加总	780	795	425	2000

1. 调理第一步：30 天的果蔬汁（全流质调理）；

7：00：苹果汁 200mL+ 小麦草汁 100mL+ 柠檬汁（一个柠檬）+ 营养粉 35g（混匀即可）

9：00：黄豆煮熟 50g 加热核桃仁 4 粒，加水 350mL，混在一起打成豆浆即可。

11: 00: 胡萝卜汁 200 毫升 + 小麦草汁 100 毫升 + 柠檬汁（一个柠檬）+ 营养粉 35g（混匀即可）

13: 00: 吃各种蔬菜沙拉 1000g 左右，一碗紫菜豆腐汤

15: 00: 黑黄豆煮熟 50g 加生核桃仁 4 粒，加水 300mL，混在一起打成豆浆即可。

17: 00: 胡萝卜汁 200mL+ 小麦草汁 100mL+ 营养粉 35g（混匀即可）

19: 00: 亚麻水一碗 300mL。（亚麻籽 50g 加水 500mL。烧开改小火煮 30 分钟即可。

第二、恢复正常饮食

早餐: 7:30

| 主　食 |

1）全麦面馒头 1.5 个（3 份）

2）小米粥 1 碗（2 份）

3）芋头、土豆、红薯、南瓜任选一个（1 份）

| 蛋白质 | 煮五香黄豆 2/4 碗（2 份）=100g

| 水果类 | 红心火龙果半个、柚子 1 瓣（2 份）

| 脂肪类 | 核桃 4 个（2 份）

午餐: 12:00

| 主　食 | 糙米饭 1.5 碗（6 份）

| 蛋白质 | 炒豆腐半盘（2 份）

| 蔬菜类 | 炒菜 1 盘（2 份）西红柿 1 个（1 份）

| 脂肪类 | 亚麻籽粉或者芝麻粉 2 汤勺（2 份）

晚餐: 18:00

| 主　食 | 全麦面馒头 1.5 个（3 份）

| 蔬菜类 | 黄瓜 1 根（1 份）西红柿 1 个（1 份）

| 蛋白质 | 豆浆一杯 250mL（1 份）

| 脂肪类 | 腰果 5～6 粒

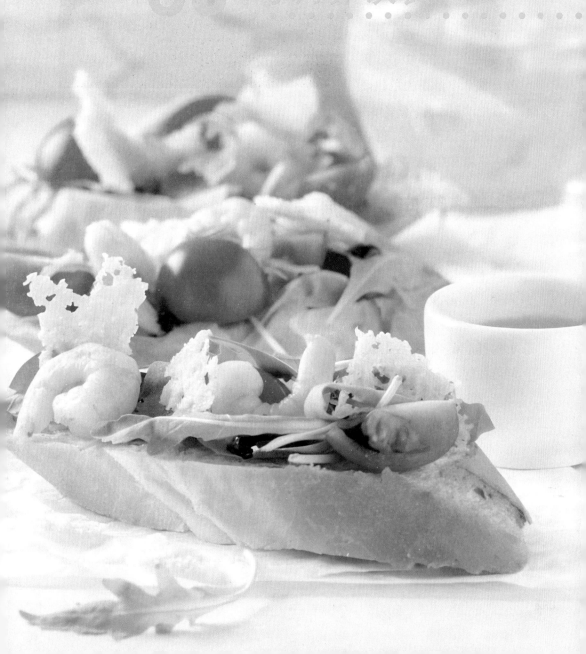

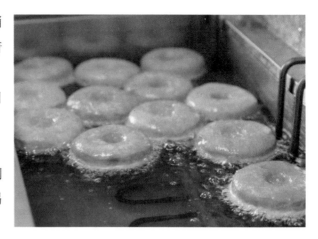

肝、胆、胰在人体消化、吸收、排毒上扮演着重要的角色，缺一不可。一些不良的生活习惯、日常饮食习惯会对肝、胆、胰3个器官造成严重伤害，如熬夜、过劳、进食时间不规律及暴饮暴食等。另外，饮食中潜在的危机，如食用过多色素、过多油脂、过多加工食品，以及过多的糖类，这不仅使肝、胆、胰脏的工作加重，也增加个体患慢性疾病的概率。如果三者其中之一损伤，对人体造成的影响都是非常巨大、深远的，甚至可能会导致死亡。

一、肝疾病与调养饮食

慢性肝疾病，包括肝细胞癌、慢性肝炎和肝硬化症等，对国民的健康已构成了重大的威胁。而这些疾病中80%以上跟乙型肝炎病毒的感染有密切的关系，而另外约10%则与丙型肝炎病毒的感染有关系。

肝炎通常与病毒感染、药物、寄生虫、毒物或化学药剂的伤害有关，它们对肝造成不同程度的损伤，尤其是对实质细胞造成的损伤最大。对于肝的轻度损伤，肝细胞大多可以自行修护；而对于肝的重度伤害则会引起肝组织坏死、肝衰竭，甚至死亡。因此，对于肝的维护及照顾都需要用心。

肝是人体的能量代谢工厂，许多营养素在肝进一步转化成人体所需的形态，供人体应用及维持生命的基本需求。因此，对肝疾病患者提供营养建议时，我们要清楚了解肝的正常构造及功能，以便能依据患者的特殊性给予适当的营养照护。

（一）肝

肝位于右上腹，横膈膜下方，是身体内最大的器官，也是最大的外分泌腺体。肝主要由左肝叶、右肝叶、方叶及尾状叶组成，其功能包括以下几项。

1. 营养素的代谢　①糖类代谢；②脂肪代谢；③蛋白质代谢；④其他营养素代谢的相关功能，包括维生素的贮存及代谢，矿物质的利用与代谢等。

2. 分泌胆汁　肝每天分泌500～800mL胆汁到小肠中，以利于脂肪的消化吸收。排放到小肠中的胆盐约97%会在回肠中重新吸收至肝再利用，这个过程被称为"肠肝循环"。

3. 去毒、解毒功能　从食物摄取的或身体自行制造的毒素，都可以在肝代谢，药物亦可以透过酵素系统来代谢。另外，进入人体的酒精约90%在肝代谢，而代谢物乙醛的大量累积会对肝细胞造成直接伤害。因此，大量饮酒对于人体是一种严重的伤害。

4. 血液及免疫功能　人体约1/3的血液储存于肝中，其保存量会视生理需求而有所增减，如外伤、出血时，肝会释放出血液以供紧急时的需求。另外，肝脏也是制造血细胞的重要器官，例如淋巴细胞，人体中约有一半的淋巴液储存在肝中。因此，肝在维持人体的免疫功能上扮演着重要的角色。

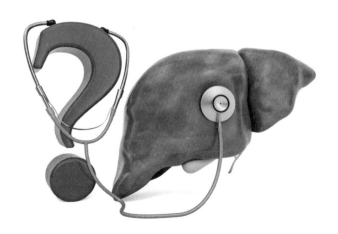

（二）病毒性肝炎

1. 病因

（1）**甲型肝炎病毒**：甲型肝炎又被称为"传染型肝炎"，潜伏期约 1 个月。甲型肝炎病毒常经由受污染的饮水和不洁的食物传播，尤其是人口众多且卫生不佳的地区，特别容易成为甲型肝炎的传染温床。

（2）**乙型肝炎病毒**：乙型肝炎又被称为"血清型肝炎"，潜伏期约 12 周。全球每年有超过 50 万人死于肝癌，而有高达 80% 的肝癌是由慢性乙型肝炎病毒所引起的。乙型肝炎主要的传染途径有经性行为传染，经血液传染以及母婴传染。其病理发展常与慢性肝疾病发展及肝癌病理的发展有极大的关系。

（3）**丙型肝炎病毒**：丙型肝炎可经血液感染，感染者可能为接受输血的血友病患者，接受静脉注射药物和血液透析患者等。

2. 症状

病毒性肝炎的主要表现为厌食，其后遗症会造成严重的营养不良，对肝会造成严重的负担。除此之外，还有其他的表征，如抑郁、虚弱、恶心、呕吐、腹泻、头痛、发热、肝大、脾大、右上腹或上腹鼓胀疼痛、体重减轻等。而体表最明显的表现是黄疸。

> **黄疸**
>
> 因胆红素过多，使胆汁色素沉积在巩膜、皮肤和黏膜，而造成患者上述部位呈现出黄色。

3. 治疗

（1）**卧床休息**：治疗急性肝炎最重要的方法就是卧床休息。肝炎疾病发作时，提高身体的活动量会使病情加重并延长患病时间，因此，卧床休息对患者恢复身体健康是具有重要意义的。另外，运动需要视患者病情发展而定，适时、适量即可。

（2）摄取足够的水分：肝炎患者每日必须喝3L水。足够的水分对肝炎患者是重要的，不仅可以预防脱水，而且可以增加患者食欲。

（3）良好的营养摄取：对肝炎患者而言，营养摄取应以全流质食物为主，高维生素、优质蛋白质都非常重要，它们不但可以为受损肝细胞的复原打下基础，并且有助于患者迅速恢复体力。

4. 饮食原则　肝炎患者营养治疗的原理和每一种营养素在肝中的代谢作用有关。因此，从患者的饮食习惯就可以分析出可能的感染来源，再针对患者的情况，便可以做出严谨的营养素摄取方案。

（1）热量：肝炎患者应增加热量的摄取，以2500～3000kcal/天为原则。增加热量摄取可以使受损组织有足够的热量进行修补，且对于卧床的患者来说，提供足够的热量一直到其恢复体力是有必要的。

（2）蛋白质：肝炎患者的饮食中应含有1.5～2g/kg或100～150g/天的高品质蛋白质，其中2/3的蛋白质食物来源以发芽黄豆这一类的食物为主。多摄取一些高营养的蛋白质不仅可以加速修补损坏的细胞及组织，也可减轻肝的负担。

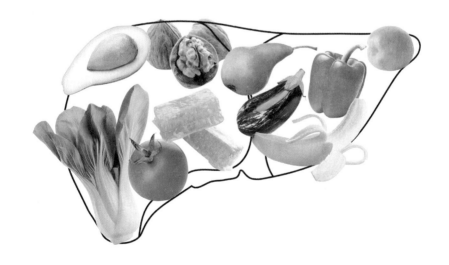

（3）**脂肪**：每日饮食中 30% ～ 35% 热量应由脂肪供给，摄取的脂肪量应控制在 80 ～ 100g。摄取脂肪需注意适量，以避免增加肝的脂肪代谢负荷。吸收不良、腹泻的患者可以短期使用较易吸收的中链三酸甘油酯，如亚麻籽粉，以治疗或预防脂肪腹泻的发生。

（4）**糖类**：每天的饮食中，50% ～ 55% 的热量应由糖类供给。这不但可以减少蛋白质的浪费，而且促使蛋白质只用于细胞修复而不是当作能量被消耗。

（5）**维生素**：水溶性维生素、脂溶性维生素应比平时摄取更多的量，且最好从饮食中摄取，这可以帮助细胞、组织修复顺利地进行。

（6）**矿物质**：摄取适量的矿物质可促进生理代谢正常化，从而确保酶素的活化及废物的移除。

（7）**供餐形式**：视患者情况而定，若患者进食不易，则可考虑用流质饮食，帮助患者吸收营养素。过于油腻的食物，特别是用油炸方式烹饪的食物，在病情未改善前应避免食用。应改掉口味过重的饮食习惯，以避免造成其他器官的负荷，如肾、心脏等。

范例 一位乙型肝炎患者丁先生，60 岁，已婚，身高 172cm、体重 60kg，中文系本科毕业，公务员，平时运动是走路，无信仰，早、中、晚各服抗病毒药 1 粒。

▶▶（1）计算并评估：计算出个案 BMI，并评估是在正常、过重还是肥胖范围。

$60 \div (1.72 \times 1.72) \approx 20 kg/m^2$（$18.5 < BMI$ 值 < 23.9，属于正常）。

▶▶（2）计算理想体重：$22 \times 1.72 \times 1.72 \approx 65 kg$，理想体重范围在 54.7 ～ 70.7kg。

根据个案年龄和活动情况，将其活动量设计在 35kcal/kg 体重：$65 \times 35 = 2275 kcal$。

建议个案每日摄取总热量为 2275kcal。

▶▶（3）每日所需总热量及三餐饮食的分配：糖类占总热量 55%、蛋白质占 20%、油脂占 25%。

用新起点饮食原则：早餐吃水果餐，午、晚餐吃蔬菜餐。

三餐饮食的分配

每日所需热量：2275 kcal，BMI 20 kg/m²。

早餐吃水果，中餐、晚餐吃蔬菜（蔬菜餐）

表 6-1　丁先生食物热量转换

营养素	份数	蛋白质 (g)	脂肪 (g)	糖类 (g)	热量 (kcal)
原设计	—	114	63	313	2275
蔬菜类	5	5	0	25	125
水果类	2	0	0	30	120
五谷根茎类	17	34	0	255	1190
蛋白质（中脂）	10	70	50	0	750
油脂类	2	0	10	0	90
总计	—	109	60	310	2275
差别	—	5	3	3	0

以少食多餐为原则，定位三餐两点

表 6-2　食物代换

每餐热量分配 (kcal)	910		910		455	2275
食物类别	早餐	早点	午餐	午点	晚餐	份数合计
主食	6.5	—	7	—	3.5	17
蛋白质	2	2	4	2	2	10
蔬菜	0	—	3	—	2	5
水果	2	—	0	—	0	2
油脂	1	—	1	—	0	2
每餐热量加总	920	—	910	—	445	2275

肝病全流质配方

早餐 7:00

| 主　食 | 全面馒头 2 个（4 份），小米粥

　　　　　1 碗 （2 份），芋头、马铃薯、

　　　　　红薯（任选一个小的 0.5 份）

| 蛋白质 | 煮五香黄豆 2/4 碗（2 份）

| 水果类 | 火龙果 2/4 个（2 份）

| 油脂类 | 核桃 2 个（1 份）

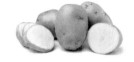

早点 9:30

| 蛋白质 | 发芽豆煮熟 100g 加煮豆的水 400g 打成豆浆

午餐 12:00

| 主　食 | 糙米饭 1 又 3/4 碗（7 份）

| 蔬菜类 | 炒豆腐半盘（蛋白质 2 份）、炒菜 1 盘（2 份）、番茄 1 个（1 份）

| 油脂类 | 亚麻籽粉或者芝麻粉 1 汤勺（1 份）

午点 15:00

| 蛋白质 | 黑黄豆煮熟 100g 加煮豆的水 400g 打成豆浆

晚餐 18:00

| 主　食 | 馒头 1 又 1/4 个（2.5 份）、汤面条 1 碗（1 份）

| 蔬菜类 | 炒白菜 1 盘（2 份）

肝病全流质，喝汁调理配方：

07:00 胡萝卜汁 400mL+ 小麦草汁 100mL+ 营养粉 25g，混匀即可。

09:00 发芽黄豆煮熟，加生核桃仁 2 个，加水 350mL 或者 400mL，混

　　　在一起打成豆浆即可。

11:00 胡萝卜汁 400mL+ 小麦草汁 100mL+ 营养粉 25g，混匀即可。

13:00 吃各种生菜 1000g 左右，一碗汤。

15:00 发芽黑黄豆煮熟 100g，加生核桃仁 2 个，加水 350mL 或者 400mL，混在一起打成豆浆即可。

17:00 胡萝卜汁 400mL+ 小麦草汁 100mL+ 营养粉 25g，混匀即可。

19:00 亚麻籽煮水一碗。

（三）酒精性肝病

1. 病因　　通常是由酗酒所引起，因为酗酒者可从大量的酒精中获得足够热量，但别的营养素则摄取不足，尤其是蛋白质会因为组织需求及受损细胞的修复而大量缺乏，造成肝代谢受阻，且酒精代谢后的产物——乙醛，对肝会造成直接的严重伤害，最后造成肝的病变，如脂肪肝、酒精性肝炎及肝硬化。

2. 症状　　身患肝病的酒精中毒者，通常也会有许多因营养不良而造成的问题，如过多且无法消化代谢的热量以脂肪形式储存于肝中，造成脂肪肝。另外，因为蛋白质和微量营养素的摄取不足，造成缺乏某种营养素的病变发生，连带产生一连串功能的改变，造成身体组织的改变，最终引发在临床、生化和营养状态上各种不正常的现象。

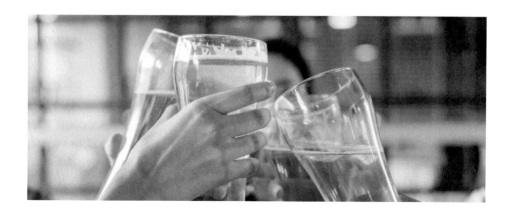

（1）慢性酒精中毒合并肝病患者因对酒精过度依赖，间接使得摄取食物的次数减少，导致肠胃功能失调，因而有恶心、呕吐的症状。

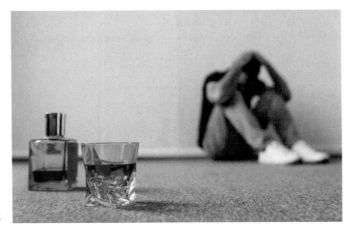

（2）严重酒精中毒合并肝病者就算吃了食物，也会因为酒精影响营养素的代谢，造成生化和营养状态上的各种不正常，进而导致继发的营养不良及更严重的代谢疾病。

（3）人常常因为味觉的改变而渐渐变得食欲缺乏，此时更容易陷入因拒食而导致营养不良的恶性循环，连带引发胃炎和胰腺炎。

（4）酒精滥用或酒精中毒的患者，体内酒精经由肝的代谢物——乙醛，直接对肝脏细胞、组织和间接对其他组织细胞的代谢作用产生负面的影响，使正常的肝功能受到抑制，进而损害肝组织、肝细胞的正常代谢功能。比如酒精性肝病，其特征是肝表面坚硬粗糙、纤维化，并有橘色结节突出，继续发展可演变成肝硬化。

3. 饮食原则　酒精性肝病的饮食原则与疾病的发展阶段和疾病本质有关，饮食调养的重要目的是减少营养不良情况的发生。因此，针对患者的病情发展，主要以食物摄取、消化吸收及营养代谢三方面来进行营养照顾上的支持。营养照顾的几项原则，可以根据患者自身的具体情况调整。

（1）**热量**：增加热量的摄取，2500 ～ 3000kcal/ 天，大部分热量由糖类来提供，而脂质的供给要在患者的耐受范围内，提供易消化吸收的油质。

（2）**蛋白质**：每日摄取 60 ～ 80g 蛋白质即可维持氮平衡。多摄取一些优质的蛋白质不仅可以加速修补损坏的细胞及组织，还可减轻肝的负担。

（3）**维生素**：应比平时摄取更多的水溶性维生素、脂溶性维生素，且最好从饮食中摄取，这可以帮助细胞、组织修复顺利地进行。

（4）**矿物质**：适量的矿物质摄取可促进生理代谢正常化，以确保酵素的活化及废物的移除。

酒精性肝病全流质 42 天，喝汁调理配方：

07:00 苹果汁 400mL+ 小麦草汁 100mL+ 黄姜粉 2g+ 营养粉 30g，混匀即可。

09:00 发芽黄豆煮熟加生核桃仁 2 个，加水 350mL 或者 400mL，混在一起打成豆浆即可。

11:00 胡萝卜汁 400mL+ 小麦草汁 100mL+ 黄姜粉 2g+ 营养粉 30g，混匀即可。

13:00 吃各种生菜 1000g 左右，一碗汤。

15:00 发芽黑黄豆 100g 煮熟加生核桃仁 2 个，加水 350mL 或者 400mL，混在一起打成豆浆即可。

17:00 水果汁 400mL+ 小麦草汁 100mL+ 黄姜粉 2g+ 营养粉 30g，混匀即可。

19:00 亚麻籽煮水一碗。

（四）肝硬化

1. 病因

（1）**肝硬化初期**：肝硬化是一种干细胞弥漫性纤维化的病理现象。肝表面坚硬、纤维化，并有橘色结节突出在表面。肝硬化通常是因为肝炎延缓治疗、治疗不当或是酒精性肝病持续发展所造成的伤害，对肝细胞通常会造成永久性的伤害。造成肝硬化的原因颇多，如持续性的肝炎、长期酗酒、脂肪肝、胆管阻塞、心脏病、化学毒物等。

（2）肝硬化后期症状

1）门静脉高压：由于肝细胞纤维化、硬化，导致肝功能丧失，合成血浆白蛋白的量降低，毛细血管液体转换功能失调，而使大量血液无法在肝中顺利流通。

2）静脉曲张：因为肝门静脉压升高，肝为舒缓血管压力，会将大量血液流向其他系统，如食管、胃肠道、大肠等，从而导致静脉曲张。发生静脉曲张部位的血管壁通常很薄，容易出现破裂和大量出血的情况。

3）腹水：当肝门静脉压上升时，为缓和压力，血液会加速流向组织间隙。液体积聚在腹部时，会造成腹部肿大，形成腹水。营养丰富的液体在腹部累积，加速蛋白质及营养素的流失，从而直接造成患者严重营养不良。

4）水肿：腹水的形成使血液渗透压上升，迫使血液由血管流出组织间隙，导致组织液体滞留，而引发水肿。肝门静脉压上升引发腹水的同时，血液无法流进肝进行代谢作用，血液中的激素就无法被去活化而发挥它的作用，这会影响正常的生理作用，使许多生理活动持续进行，如持续进行的钠的再吸收，使体液过多地被保留下来，加重了水肿的发生，也加重了腹水；除此之外，心脏及肾的负荷也相对增加。

5）肝昏迷：因为肝细胞纤维化、硬化，血液无法进入肝，且血液中的含氮废物——氨，无法被移除，使血液中氨浓度上升，引发中枢神经毒性，造成大脑的伤害及肝昏迷的发生。

6）脂肪肝：因为肝功能丧失，肝无法提供足够的亲脂剂使脂肪转变成脂蛋白。造成脂肪堆积在肝组织中形成脂肪肝。在恶性循环下肝负荷越来越大，肝细胞修复越来越慢，造成不可挽回的伤害。

7）血液凝固功能受影响：因为肝衰竭而不能产生足够的凝血激素和纤维蛋白原。

8）在肝硬化后期，会因为器官组织分解，造成负氮平衡，进而使器官整体开始慢慢退化。

2.饮食原则

（1）**热量**：建议以糖类为主要热量来源。增加热量摄取可以避免过度蛋白质异化并预防或改善营养不良。

（2）**蛋白质**：在没有出现肝性脑病变时，蛋白质的建议摄取量与肝炎时的建议摄取量一样，即每日 1.5～2.0g/kg 或每日 100～150g。摄取足够的蛋白质不仅可以预防或改善营养不良，还可以使肝细胞有足够的营养素来更新损坏的肝细胞，并制造、补充血浆白蛋白，减轻水肿的现象。当患者出现肝性脑病的症状时，蛋白质摄取量要减少至每日 10～20g，而后再视患者的清醒程度来调整。

（3）**脂肪**：应适度摄取脂肪，摄取量需符合个人所需，或是以中链甘油三酯取代一般脂质，以预防脂肪痢的发生。

（4）**维生素**：增加维生素的摄取，尤其是 B 族维生素和叶酸，可以增进酵素活化，也可以促进肝细胞的新陈代谢。

（5）**矿物质**：应限制饮食中钠的摄取，以减缓腹水、水肿的形成。

（6）**严格禁止饮酒**：避免对肝造成更严重的伤害。

（7）**进食方式**：应给予软质食物，避免因食管静脉曲张破裂而造成大量出血。

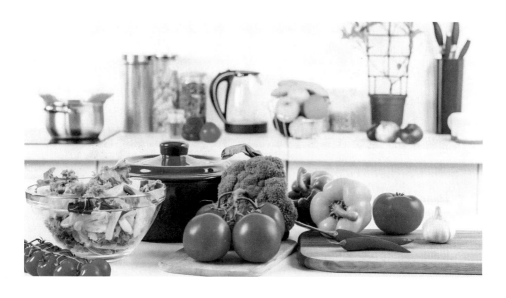

表 6-3　郑女士体重评估

身高 (cm)	体重 (kg)	BMI(kg/m²)	理想体重 (kg)	理想体重范围 (kg)	
160	60	23	54	49	59

每日热量需求 (kcal)	热量调整 (kcal)				
1400	0	1400			

热量 (kcal)	糖类	蛋白质	油脂		
	65%	10%	25%	100%	
1400	228g	35g	39g		

范例　案例：一位肝硬化患者郑女士，45岁，家庭妇女，已婚，身高160cm，体重60kg，平时运动是跳广场舞。

▶▶（1）计算并评估：计算出个案BMI，并评估是在正常、过重还是肥胖范围。

BMI=60÷（1.60×1.60）≈23kg/m²（18.5<BMI值<23.9，属于正常）。

▶▶（2）计算理想体重：22×1.60×1.60=56kg；
理想体重范围在 49～59kg。

根据个案年龄和活动情况，将其活动量设计在25kcal/kg，热量：56×25=1400kcal。

建议个案每日摄取总热量为1400kcal。

▶▶（3）每日所需总热量及三餐饮食的分配：糖类占总热量的65%、蛋白质占10%、油脂占总热量25%。

用新起点饮食原则：早餐吃水果餐，午、晚餐吃蔬菜餐。

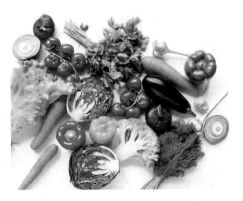

表 6-4 郑女士每日食物转换热量

营养素	份数	蛋白质 (g)	脂肪 (g)	糖类 (g)	热量 (kcal)
原设计	—	35	39	228	1400
蔬菜类	6	6	0	30	150
水果类	4	0	0	60	240
五谷根茎类	9	18	0	135	630
（中脂）	0.9	6.3	4.5	0	67.5
油脂类	7	0	35	0	315
总计	—	30	40	225	1403
差别	—	5	−1	3	−3

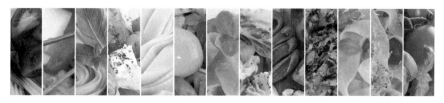

表 6-5 郑女士食物代换

每餐热量分配 (kcal)	560		560		280	1400
食物类别	早餐	早点	午餐	午点	晚餐	份数合计
主食	4	—	4	—	1	9
蛋白质	0.5	—	0.4	—	0	0.9
蔬菜	0	—	3	—	3	6
水果	1	1	1	1	0	4
油脂	2	—	3	—	2	7
每餐热量加总	527.5		640		235	1403

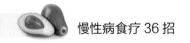

肝硬化患者食谱（三餐分配明细）

早餐 7:00

|主　　食| 全面馒头 1 个（2 份），小米粥半碗（1 份），芋头、马铃薯土豆、红薯（任选一个小的 0.5 份）。

|蛋白质| 煮五香黄豆一小汤匙（0.4 份）

|水果类| 火龙果 1/4 个（1 份）

|油脂类| 核桃 4 个（2 份）

早点 9:30

|水果类| 中等香蕉 1 根（1 份）

午餐 12:00

|主　　食| 糙米饭 1 碗（4 份）

|蛋白质| 炒豆腐 2 片（蛋白质 0.4 份）

|蔬菜类| 炒菜 1 盘（2 份）、番茄 1 个（1 份）

|油脂类| 亚麻籽粉或者苏子粉 3 汤勺（3 份）

午点 15:00

|水果类| 中等苹果 1 个（1 份）

晚餐 18:00

|主食类| 汤面条 1 碗（1 份）

|蔬菜类| 炒白菜一盘（2 份）、番茄 1 个（1 份）

（五）肝移植

　　肝移植需要相当大的人力、物力、财力，以及一个健康的肝。对某些人而言，当只有换肝才可以延续生命时，不论付出多大代价，肝移植都必须进行。当然，并不是所有患肝病的患者都可以接受肝移植，其中不适合接受肝移植的病例有：酒精性肝硬化、恶性肿瘤等，另外会引起败血症，或引起肺和肾疾病征兆的病例也不考虑肝移植。

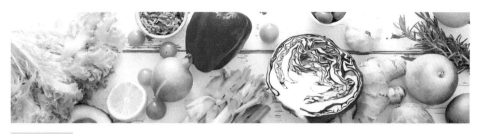

饮食原则

积极的营养支持，可以降低接受手术的患者发生危险的概率；另外，对于手术后的营养支持必须注意肝负荷，应尽可能的多休息并提供足够的热量，让肝能在最短时间内恢复至正常的功能。

范例

肝癌调理

一位肝癌行肝移植的患者程先生，58 岁，本科毕业，已婚，身高177cm，体重47kg，公务员，平时运动是走路，无信仰，早、中、晚各服排异药2粒。

计算出个案BMI，并评估是在正常、过重还是肥胖范围：$47 \div (1.77 \times 1.77) \approx 15 kg/m^2$（BMI 值 <18.5，偏瘦，属于严重营养不良）。

BMI：$15 kg/m^2$，每日所需热量：2400kcal。

表 6-6 早餐吃水果，中餐、晚餐吃蔬菜

营养素	份数	蛋白质 (g)	脂肪 (g)	糖类 (g)	热量 (kcal)
原设计	—	120	67	330	2400
蔬菜类	5	5	0	25	125
水果类	4	0	0	60	240
五谷根茎类	16	32	0	240	1120
（中脂）	11	77	55	0	825
油脂类	2	0	10	0	90
总计	—	114	65	325	2400
差别	—	6	2	5	0

表 6-7　程先生食物代换

每餐热量分配 (kcal)	960		960		480	2400
食物类别	早餐	早点	午餐	午点	晚餐	份数合计
主食	7	—	6	—	3	16
蛋白质	2	2	2	2	3	11
蔬菜	0	—	3	—	2	5
水果	1	1	1	1	0	4
油脂	1	—	1	—	0	2
每餐热量加总	955		960		485	2400

肝移植转移、淋巴癌脑转移食谱（三餐分配明细）

早餐 7:00

| 主　食 | 全面馒头 2 个（4 份），小米粥 1 碗（2 份），芋头、马铃薯、红薯任选一个小的（0.5 份）

| 蛋白质 | 煮五香黄豆 2/4 碗（2 份）

| 水果类 | 火龙果 1/4 个（1 份）

| 油脂类 | 核桃 2 个（1 份）

早点 9:30

| 蛋白质 | 发芽豆煮熟 100g 加煮豆的水 400g，打成豆浆

| 水果类 | 奇异果 1.5 个（1 份）

午餐 12:00

| 主　食 | 糙米饭 1.5 碗（6 份）

| 蛋白质 | 炒豆腐半盘（蛋白质 2 份）

| 蔬菜类 | 炒菜 1 盘（2 份）、番茄 1 个（1 份）

| 油脂类 | 亚麻籽粉或者芝麻粉 1 汤勺（1 份）

午点 15:00

| 蛋白质 | 黑黄豆煮熟 100g 加煮豆的水 400g，打成豆浆
| 水果类 | 车厘子 10 个（1 份）

晚餐 18:00

| 主　食 | 馒头 1 又 1/4 个（2.5 份），汤面条 1 碗（1 份）
| 蔬菜类 | 炒白菜 1 盘（2 份）

肝癌肝移植的喝汁调理配方

07:00　胡萝卜汁 300mL+ 小麦草汁 100mL+ 西蓝花泥 50g+ 海带泥 +50g 营养粉 25g+ 姜黄粉 5g+ 花粉 2g，混匀即可。

09:00　发芽黄豆煮熟加生核桃仁 2 个，加水 350mL 或者 400mL，混在一起打成豆浆即可。

11:00　胡萝卜汁 300mL+ 小麦草汁 100mL+ 西蓝花泥 50g+ 海带泥 50g 营养粉 25g+ 姜黄粉 5g+ 花粉 2g，混匀即可。

13:00　吃各种生菜 1000g 左右，一碗汤。

15:00　发芽黑黄豆煮熟加生核桃仁 2 个，加水 350mL 或者 400mL，混在一起打成豆浆即可。

17:00　胡萝卜汁 300mL+ 小麦草汁 100mL+ 西蓝花泥 50g+ 海带泥 50g 植物营养粉 25g+ 姜黄粉 5g+ 花粉 2g，混匀即可。

19:00　亚麻水 1 碗

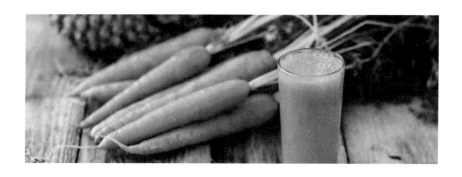

二、胆道疾病与饮食

胆囊用于储存肝分泌的胆汁。当食物进入十二指肠时，会刺激胆囊收缩，释放胆汁来中和胃酸；另外，胆盐可以乳化脂肪，帮助脂肪在小肠中的吸收。

（一）胆囊炎

胆囊发炎通常伴随有胆结石的发生，当胆管因胆结石的阻塞造成胆汁的浓度在胆囊中被浓缩而提高时，通常对胆囊而言是很大的刺激，进而导致胆囊炎的发生。

（二）胆结石

1. 胆固醇结石　结石主要成分为胆酸、胆盐及胆固醇。体重过重、热量摄取过高或使用药物会形成固醇结石。

2. 胆色素结石　患病原因与胆固醇结石相反，体重过轻或饮食中脂肪、蛋白质含量太少，会形成胆色素结石。

（三）饮食原则

1. 热量　体重过重的患者若需减重，其热量摄取需视患者的情况来减少。含脂肪量低的低卡减重饮食，对体重过重的胆囊炎患者很有助益。

2. 脂肪　脂肪是造成胆囊持续收缩、疼痛的主要原因，因此饮食热量来源应以糖类食物为主，特别是在胆囊炎急性期，应禁食脂肪或将每日脂肪的摄取限制在 20 ～ 30g 以内，而后视病情的改善情况再恢复正常供给。

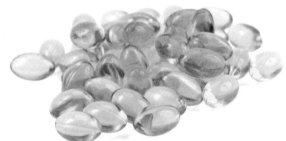

3. 胆固醇　饮食中胆固醇量应降低。

4. 维生素　应注意脂溶性维生素的摄取。

胆囊炎、胰腺炎

一位胆囊炎患者陈先生，38 岁，某大学本科毕业，已婚，身高 172cm，体重 80kg，白领，平时运动是走路，无信仰，早、中、晚各服消炎药 2 粒。

按照前文中的计算方法，计算出个案 BMI，并评估是在正常、过重还是肥胖范围。

表 6-8　陈先生基本情况

身高 (cm)	体重 (kg)	BMI (kg/m²)	理想体重 (kg)	理想体重范围 (kg)	
172	80	27	64	58	71
每日热量需求 (kcal)	热量调整 (kcal)				
1920	320	1600			
热量 (kcal)	糖类	蛋白质	油脂		
	55%	20%	25%	100%	
1600	220g	80g	44g		

表 6-9　陈先生每日食物转换热量

营养素	份数	蛋白质 (g)	脂肪 (g)	糖类 (g)	热量 (kcal)
原设计	—	80	44	220	1600
蔬菜类	5	5	0	25	125
水果类	2	0	0	30	120
五谷根茎类	12.5	25	0	187.5	875
（中脂）	4	28	20	0	300
油脂类	4	0	20	0	180
总计	—	58	40	243	1600
差别	—	5	4	−3	0

每餐热量分配 (kcal)	640	640	320	1600
食物类别	早餐	午餐	晚餐	份数合计
主食	5	5	2.5	12.5
蛋白质	1	2	1	4
蔬菜	0	3	2	5
水果	2	0	0	2
油脂	2	1	1	4
每餐热量加总	635	620	345	1600

胆囊炎病患食谱（三餐分配明细）

早餐 7:30

| 主　食 | 全面馒头 1 个（2 份），小米粥 1 碗（2 份），芋头、马铃薯、红薯任选一个（1 份）

| 蛋白质 | 煮五香黄豆 1/4 碗（1 份）

| 水果类 | 火龙果 1/4 个，柚子 2 个（2 份）

| 油脂类 | 核桃 4 个（2 份）

午餐 12:00

| 主　食 | 糙米饭 1 又 1/4 碗（5 份）

| 蛋白质 | 炒豆腐半盘（蛋白质 2 份）

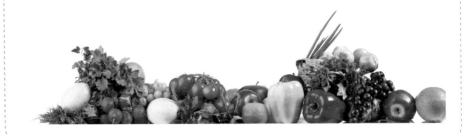

| 蔬菜类 | 炒菜 1 盘（2 份）、番茄 1 个（1 份） |
| 油脂类 | 亚麻籽粉或者芝麻粉 1 汤勺（1 份） |

晚餐 18:00

主　食	馒头 1 个（2.5 份）、汤面条 1 碗（1 份）
蔬菜类	炒白菜 1 盘（2 份）
油脂类	亚麻籽粉 1 汤匙（1 份）

三、胰脏疾病与饮食

胰腺炎可能与胆道疾病、药物中毒、酒精中毒、创伤及高血钙症有关。

（一）急性胰腺炎

急性胰腺炎大都是因为胆道结石和酒精滥用所引起。此外，病毒感染、手术、腹部受打击、药物、高血钙等其他少见因素，也是急性胰炎的病因。

为了让胰腺能充分休息，以避免刺激胰腺的分泌与疼痛，最好不要由口进食，可利用静脉注射供给营养液和电解质。当患者情况转好时，再供应清淡的无油汁液体或元素配方。病情改善之后，患者可吃少量高蛋白、高糖类和低脂的食物。（参考见 117 页三餐分配）

（二）慢性胰腺炎

慢性胰腺炎的主要病因是酒精，其症状与大多急性胰腺炎相同，但疼痛时间持续较久且频率较高，最常见的症状是恶心与呕吐。

慢性胰腺炎患者

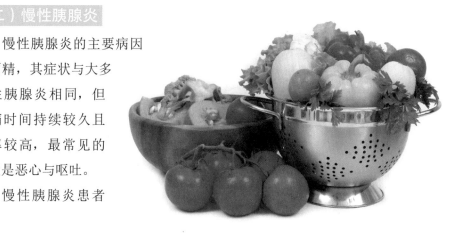

常因疼痛而厌食，易造成营养不良。因此，营养照顾原则的重点是预防营养不良发生，以及治疗胰腺炎造成的吸收不良。

(1) 摄取的热量以正常摄入量的 150% 为原则，而后视吸收不良所丧失的热量和营养素而定。

(2) 药物——酵素代替品：可以通过服用药物来解决因胰腺功能不全造成的酵素分泌不足，由此降低胰腺的负担。

(3) 要额外补充水溶性及脂溶性维生素，以此来补足因吸收不良造成的维生素缺乏。

(4) 要额外补充矿物质。

范例

一位胰腺炎患者夏女士，50 岁，从事酒店管理工作，大学毕业，已婚，身高 160cm，体重 48kg，喜食油腻肉食食物，平时运动是走路，胰腺炎复发来到健康中心，经过 30 天 "全流质饮食" 调理恢复健康。

表 6-10 夏女士基本情况

身高 (cm)	体重 (kg)	BMI(kg/m^2)	理想体重 (kg)	理想体重范围 (kg)	
160	48	19	54	49	59
每日热量需求 (kcal)	热量调整 (kcal)				
1350	50	1300			
热量 (kcal)	糖类	蛋白质	油脂		
	60%	15%	25%	100%	
1300	195g	49g	36g		

每日所需热量：1300kcal   BMI：19kg/m^2

表 6-11 早餐吃水果，中餐、晚餐吃蔬菜（蔬菜餐）

营养素	份数	蛋白质 (g)	脂肪 (g)	糖类 (g)	热量 (kcal)
原设计	—	49	36	195	1300
蔬菜类	3	3	0	15	75
水果类	2	0	0	30	120
五谷根茎类	10	20	0	150	700
（中脂）	3	21	15	0	225
油脂类	4	0	20	0	180
总计	—	44	35	195	1300
差别	—	5	1	0	0

每餐热量分配 (kcal)	520	520	260	1300
食物类别	早餐	午餐	晚餐	份数合计
主食	4	4	2	10
蛋白质	1	2	0	3
蔬菜	0	2	1	3
水果	1	0	1	2
油脂	2	2	0	4
每餐热量加总	505	570	225	1300

第一套调理方案

喝汁计划：早 7 点开始，晚 7 点结束

7:00 胡萝卜汁 400mL+ 苜蓿芽 100g+ 营养粉 25g

10:00 煮熟黄豆 50g ＋杏仁 50g+ 水 350mL 用破壁机打成豆浆

13:00 生吃自发苜蓿芽菜一大盘，可做一碗菜汤

16:00 蔬菜汁 400mL+ 苜蓿芽 100g+ 营养粉 25g

19:00 亚麻籽 50g 加水 500mL。烧开改小火煮 30 分钟即可。

第二套调理方案

早 6：30　　起床喝白开水 1 杯

早餐：7:30

|主　食|

1）全麦面馒头 1 个（2 份）

2）小米粥 1 碗（2 份）

3）红薯、土豆、南瓜、芋头任选一个（1 份）

|蛋白质|煮五香黄豆 1/4 碗（1 份）

|水果类|苹果 1 个，桃子 1 个（2 份）

|油脂类|核桃 2 个（1 份）

午餐：12:00

|主　食|糙米饭 1 碗（4 份）

|蛋白质|炒豆腐半盘（2 份）

|蔬菜类|水炒菜 1 盘（2 份）苜蓿芽菜 1 盘（1 份）

|油脂类|亚麻籽粉或者芝麻粉 2 汤勺（2 份）

晚餐：18:00

|主　食|全麦面馒头 1 个（2 份）

|蛋白质|豆浆 1 杯（1 份）

|蔬菜类|炒白菜半盘（1 份）

|油脂类|亚麻籽粉或者芝麻粉 1 汤勺（1 份）

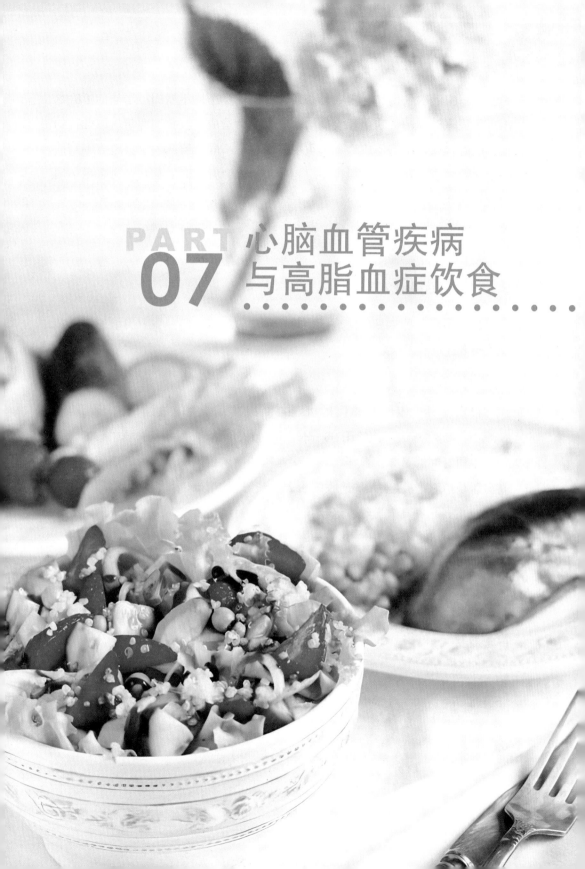

PART 07 心脑血管疾病与高脂血症饮食

随着生活水平提高，国人的心血管疾病罹患率逐年增加，患病的年龄也出现年轻化趋势，心脑血管疾病给家庭、社会造成了沉重的负担。因此，如何预防心脑血管疾病便成为一个重要的问题。不同的致病因素会造成不同的心脑血管疾病，其症状表现也不尽相同，所以针对不同的症状，可采用不同的饮食调养方法。

避免吃得过多、控制盐分、注意饮食均衡，就能保护心脑血管。

一、高血压

高血压是一种常见的疾病，它是心脑血管疾病、脑卒中、肾衰竭、周边血管阻塞的危险因素之一。

（一）定义

根据世界卫生组织建议的血压判断标准，成人的收缩压大于或等于140mmHg，舒张压大于或等于90mmHg，即可诊断为高血压。高血压的诊断应该是在不同时间测量 3 次血压，有 2 次血压增高就可以确诊。所谓老年收缩期高血压是指 60 岁以上人群的收缩压大于或等于140mmHg，但是舒张压是小于90mmHg 的，这种高血压约占老年高血压的 50%。

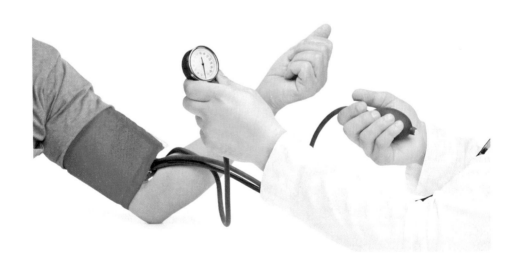

（二）高血压的类型

1. 原发性高血压　原发性高血压是饮食结构不正确造成的高血压，在高血压患者中占 90% ～ 95%，好发于 30 ～ 50 岁。

2. 继发性高血压　继发性高血压是身患疾病引起的高血压，当病因去除后可改善或痊愈，在高血压患者中占 5% ～ 10%。

（三）高血压的致病危险因素

（1）高蛋白、高脂肪食物摄入过多是导致原发性高血压的重要原因。

（2）肥胖或体重过重——体重超过理想体重 20% 以上者，需特别注意。

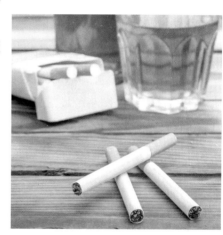

（3）摄取过多的钠盐。

（4）摄取过多烟、酒会引发高血压。

（5）身心过度疲劳。

（6）情绪不稳定，压力过大。

（四）高血压的症状

高血压的本身通常不会引起症状，或只引起暂时性的头晕、头痛或颈部紧束感。因为高血压本身的症状不明显，患者往往感觉不到，所以被称为"无声杀手"。

（五）高血压的治疗

健康的生活方式对高血压的治疗很有帮助，高血压的治疗应从改变不良的生活方式开始。

1. 规律运动

（1）采取温和不剧烈的运动，如散步、慢跑、骑脚踏车等，可增加心肺耐力，帮助控制体重，提高血液中高密度脂蛋白的浓度。

（2）运动时若有不舒服，如胸痛、喘、膝部潮红等症状，应立即停止运动；若休息后症状无法改善，则需要送医。

2. 戒烟、酒　香烟中的尼古丁会使心跳加快，心肌需氧量增加；而酒精会使心肌和微血管结构改变，造成小动脉硬化，两者皆使得周边血管阻力增大，血压上升，故应及早戒断。

3. 心理压力的调适　保持愉快平稳的心情，利用松弛技巧缓解压力，可降低血压。

4. 自我照顾方面

（1）确保充足的休息和睡眠。

（2）注意保暖。剧烈的温度变化易造成血压大幅度改变，特别是寒冷时血压会升高，这是脑卒中最常见的诱因。

（3）沐浴多采用淋浴方式，避免使用水温过高的洗澡水。

（4）多吃高纤维食物，保持排便通畅，因用力排便会使血压上升。

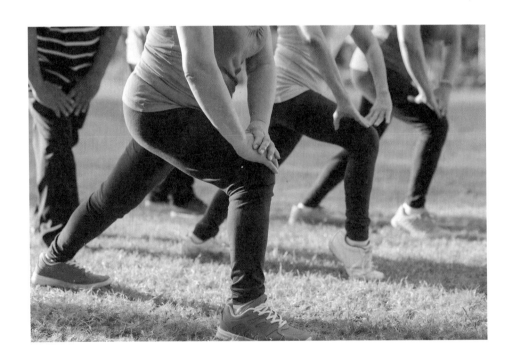

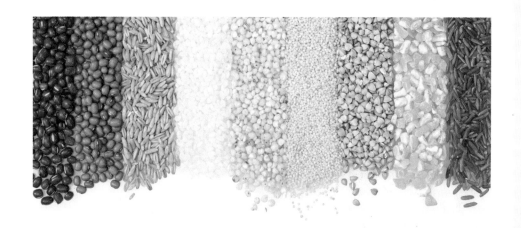

（六）高血压的饮食调养

血液运送氧气及营养到达全身各细胞，而肥胖者的脂肪组织较一般人多，周边血管阻力相对增加，故心脏负荷较大，血压也随之升高。因此，减重将有助于降低血糖，但减重速度不可太快，一周最好不要超过 0.5kg。

1. 三餐饮食应注意　少吃点心，进食需注意要细嚼慢咽，仅吃七八分饱即可。

2. 主食宜多食全谷类　如全麦面包、糙米、玉米等，少吃精米或精面。

3. 宜多选用低热量食物　如冬瓜、丝瓜、白菜、茭白、竹笋、白萝卜、菇类等。

4. 应减少脂肪和胆固醇的摄取

（1）限制脂肪摄取量：不可超总热量的30%。

（2）调整烹调方式：如汤汁冷冻后去油，多利用清蒸、清炖、烤、红烧、凉拌等不必加油的烹调方式，避免用炸、煎、炒等烹调方式。

（3）减少摄取高脂肪的食物：如全脂奶粉、奶油、猪油、油豆腐、油条、热狗等。

（4）减少摄取高胆固醇的食物：如动物内脏、蛋黄、鱿鱼、虾、生蚝等。

（5）多摄取蔬菜、水果。

5. 应减少钠盐的摄取　高血压患者每日摄取的钠盐量约为 2.5g。

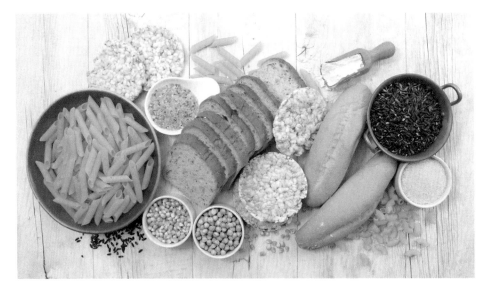

（1）食物标签上钠离子、盐分、氯化钠、碳酸氢钠、味精等均为钠的来源，宜减少摄取。

（2）少吃烟熏、腌制肉类和卤味，少吃罐头及腌制蔬果等加工食品。

（3）注意烹调时调料中的盐分，必要时可选用适当的替代品，如低钠盐、低钠酱油。

（4）应注意汤的摄取量，因汤汁中多含大量的钠盐和油脂。

（5）要注意调味料、蘸料中的盐分。

6. 应从饮食中摄取足够的钾、钙

（1）钾：新鲜食物、干燥蔬果、代盐均含丰富的钾。肾功能不全者应注意适量食用。

（2）钙：每天至少应从饮食中摄取 800 ～ 1200mg 钙。

7. 限制酒精的摄取　　酒会提高血液中脂肪的浓度，喝酒会使血压升高，戒酒可使血压下降，若再度重新喝酒，血压又会上升。

8. 少喝咖啡、茶等含咖啡因的饮料。

9. 在外用餐时注意事项

（1）尽量选择新鲜食物。

（2）选择口味较清淡的菜色。

表 7-1 控制高血压的饮食范例

食物类别	食物举例	对控制血压的营养意义
谷类及其制品	全麦面包、燕麦片、五谷米饭	主要的热量及纤维来源
蔬菜	西红柿、花椰菜、青花菜等	含丰富钾、镁和纤维
水果	各种水果	含丰富钾、镁和纤维
核果	杏仁、花生、核桃、腰果等	含丰富热量、蛋白质、钾、钙、镁和纤维

10. 可食与忌食食品

（1）可吃天然、未加工的食物

1）主食类：米饭、面、通心粉、面包。

2）五谷根茎类：马铃薯、红薯、山芋、芋头。

3）蔬菜类：菠菜、萝卜叶、番茄、大头菜。

4）水果类：橘子、草莓、苹果等。

（2）少吃加工品：如火腿、香肠、腊肉、咸蛋、咸鱼、豆腐乳等。

二、高脂血症

（一）血脂与脂蛋白

血脂包含胆固醇、胆固醇酯、游离脂肪酸、磷脂和甘油三酯（中性脂肪），其主要来源为食物，并由肝细胞合成。血脂可与白蛋白结合形成脂蛋白，在血液中输送。依据组成成分不同，脂蛋白可分为五种类型。

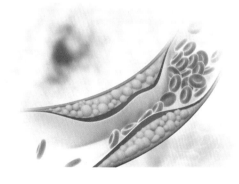

1．乳糜微粒　乳糜微粒的主要成分为饮食中的甘油三酯，它在小肠中合成后，经由淋巴管运送到全身循环系统，是密度最低、体积最大的脂蛋白。进食后，血液中乳糜微粒的浓度虽会上升，但很快就会被脂蛋白脂肪酶分解，其产生的脂肪酸可供身体组织利用。

2．极低密度脂蛋白　极低密度脂蛋白（VLDL）为体积次大的脂蛋白，又称前 β-脂蛋白，其主要成分是甘油三酯、胆固醇，于肝中合成，可将内生性甘油三酯运送到各组织。内生性甘油三酯的

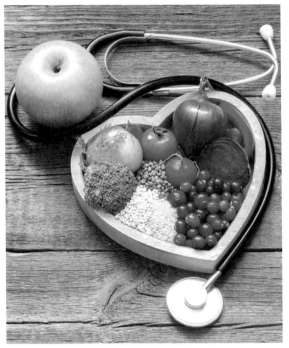

量与饮食有很大的关系，热量、酒精和糖类摄取越多，其合成量也随之增加。

3．中密度脂蛋白　中密度脂蛋白（IDL）的主要成分为胆固醇和三酸甘油酯，为极低密度脂蛋白转成低密度脂蛋白（LDL）的中间产物。

4．低密度脂蛋白　低密度脂蛋白为坏的脂蛋白，由极低密度脂蛋白分解而来，又称 β-脂蛋白，主要成分为胆固醇、磷脂，以及少量的甘油三酯。因低密度脂蛋白可携 2/3 以上的胆固醇，又可将其囤积于细胞中，故若血液中低密度脂蛋白浓度过高，易增加动脉粥状硬化发生的概率。

5．高密度脂蛋白　高密度脂蛋白是好的脂蛋白，又称 α-脂蛋白，主要成分为蛋白质和少量的脂质，由肝合成，是密度最高、体积最小的脂蛋白。高密度脂蛋白可将细胞中的胆固醇带到肝中代谢，形成胆酸，故体内高密度脂蛋白的含量越高，则发生动脉粥状硬化的概率越低。

（二）血脂异常的分类

1. **高胆固醇血症** 总胆固醇 >200mg/dL。

2. **混合型高脂血症** 总胆固醇（TC）>200mg/dL。甘油三酯（TG）>200mg/dL。

3. **高甘油三酯血症** 甘油三酯（TG）>200mg/dL。

表 7-2　世界卫生组织对高脂血症的分类

类别	名称	血脂质	
		胆固醇 (mg/dL)	三酸甘油酯 (mg/dL)
I	家族性高乳糜微粒血症（罕见）	正常或略上升	很高（>1000mg/dL）
Ⅱa	家族性高胆固醇血症（常见）	上升（300～600）	正常
Ⅱb	家族性混合型高脂血症（常见）	上升（300～600）	上升（150～1000）
Ⅲ	家族性混合型高脂血症（常见）	上升（350～800）	上升（400～800）
Ⅳ	家族性内生性高甘油三酯血症（常见）	正常或上升	上升（400～1000）
V	混合型高脂血症（不常见）	上升（250～300）	上升（>1000）

类别	I	Ⅱa	Ⅱb	Ⅲ	Ⅳ	V
蛋白质	乳糜微粒 ↑	LDL ↑	VLDL 和 LDL ↑	IDL ↑	VLDL ↑	乳糜微粒和 VLDL ↑
发生冠状动脉的危险率	不会增加	增加	增加	增加	不确定	不会增加

根据血液中胆固醇和脂蛋白的成分来分类，并照分类给予治疗方针。

表 7-3　血胆固醇的分类

项目	数值（mg/dL）	分类
总胆固醇值	＜200	理想范围
	200～239	临界范围
	≥240	高血胆固醇
高密度脂蛋白值	＜40	高密度脂蛋白值过低
	≥60	高密度脂蛋白值过高
低密度脂蛋白值	＜100	理想范围
	100～129	适当范围
	130～159	临界范围
	160～189	高密度脂蛋白值过高
	≥190	高密度脂蛋白值超高

（三）危险因子

（1）年龄：男性≥45岁，女性≥55岁。

（2）家族遗传史：亲人中有男性在55岁之前或女性在65岁之前发生冠状动脉心脏病者。

（3）高血压：血压≥140/90mmHg或正在服用降血压药物。

（4）糖尿病患者视为与冠状动脉心脏病有同等风险。

（5）血液中高密度脂蛋白浓度过低（＜40mg/dL）。

（6）血液中高密度脂蛋白浓度≥60mg/dL时。

（7）肥胖。

（8）抽烟。

（9）食用易导致动脉粥状硬化的食物。

（10）多为静态的生活形态。

（四）饮食治疗

1. 高脂血症的饮食原则

表 7-4　高脂血症饮食治疗原则

	高胆固醇血症		混合型	高甘油三酯血症
热量	达到并维持理想体重			
	第一阶段	第二阶段		
总脂肪	≤ 30% 热量	≤ 25% 热量	25% ～ 30%	25% ～ 30%
	≤ 10%	≤ 7%	<10%	<10%
	10%		10%	10%
	10% ～ 15% 热量	20% 热量	15% ～ 20%	15% ～ 20%
碳水化合物	50% ～ 60% 热量		45%	45%
蛋白质	15% 热量			
胆固醇	≤ 300mg	≤ 200mg	<300mg	<200mg
膳食纤维质	20 ～ 30g			

2. 高胆固醇血症的饮食原则

（1）摄取足够的热量即可，避免肥胖，维持理想的体重。

（2）炒菜时应选用含单元不饱和脂肪酸较高的油，如黄豆油、橄榄油、菜籽油、花生油、葵花籽油等。

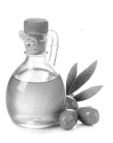

（3）多使用低油方式烹调，如清蒸、水煮、凉拌、烤、红烧、卤、炖等方式。

（4）减少油脂摄取量，不吃内脏、肥肉、腊肠、猪皮、鸡皮、鸭皮、鱼皮、糕饼、面包类等食物。

（5）限制胆固醇的摄取量，建议每日胆固醇摄取量应低于 300mg；不吃胆固醇含量高的食物，如内脏、鱼卵、鱿鱼、蟹黄、虾、蟹、蚌等，

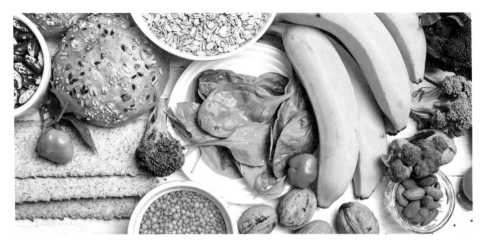

（6）尽量不食用全脂牛奶、巧克力奶，多食用脱脂奶。

（7）多选用富含纤维质的食物，如未加工的豆类、蔬菜、全谷类、海藻类，有助于胆固醇的排泄。

（8）戒烟、戒酒。

表 7-5　升胆固醇指数

食物		饱和脂肪酸（g）	胆固醇（mg）	升胆固醇指数
奶类	脱脂奶	0.2	2	0
	低脂奶	1.2	7	2
	全脂奶	2.1	14	3
	奶昔	1.8	12	2
	冰激凌	9.9	59	13
	奶酪	21.4	107	27
	奶精球	7.3	40	9
	粉状奶精	29.9	0	30
蛋类	鸡蛋（全蛋）	3.4	548	31
	蛋黄	9.9	1602	90

续表 7-5　升胆固醇指数

食物		饱和脂肪酸(g)	胆固醇（mg）	升胆固醇指数
肉类	鸡（去皮）	2.0	90	6
	牛肉（瘦）	2.8	66	6
	鸭（去皮）	4.2	90	9
	猪肉（瘦）	3.8	94	9
	牛腩	13.8	82	18
	培根	16.9	85	21
	热狗	6.0	45	8
	汉堡	12.0	111	18
内脏	猪腰	0.5	804	41
	猪肝	1.4	360	19
水产类	蚵	0.6	49	3
	各种鱼（罐桶）	1.7	65	5
	鲑鱼（罐桶）	1.1	40	3
	蟹肉	0.4	100	5
	虾	0.2	151	8
	蛤	0.2	63	3
	干贝	2.7	61	6
	沙丁鱼	2.5	100	7

心脑血管疾病与高脂血症饮食

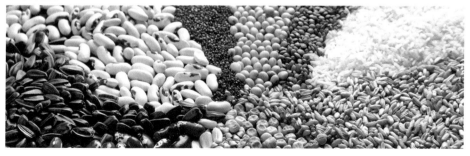

续表 7-5　升胆固醇指数

食物		饱和脂肪酸（g）	胆固醇（mg）	升胆固醇指数
坚果类	杏仁	4.9	0	5
	核桃	5.6	0	6
	花生	6.9	0	7
	花生酱	10.6	0	11
	腰果	9.2	0	9
	鳄梨	2.6	0	3
	椰子肉	28.9	0	29
油脂类	葵花油	10	0	10
	玛琪琳	12.9	0	13
	玉米油	12.1	0	12
	橄榄油	12.9	0	13
	麻油	14.3	0	14
	色拉油	14.3	0	14
	花生油	16.4	0	17
	靠酥油	24.6	0	25
	猪油	39.2	95	44
	棕榈油	47.9	0	48
	牛油	49.8	109	56
	椰子油	84.3	0	85

3. 高甘油三酯血症的饮食原则

（1）**维持理想体重：**如果体重控制得好，对于降低血液中甘油三酯浓度效果是极其明显的。

（2）**多摄取多糖类食物：**多糖类不易刺激甘油三酯的合成，故宜多食用未加工的五谷根茎类，并避免摄取精致的甜食、含有蔗糖或果糖的饮料、糕饼、水果罐头等加工制品。

（3）**多使用低油方式烹调：**清蒸、水煮、凉拌、烤、红烧、卤、炖等方式。

（4）**减少油脂摄取量：**少吃炸、煎或含油酥的食物。

（5）**可多摄取富含 ω-3 脂肪酸的亚麻籽油：**如苦茶籽油，橄榄油等。

（6）**在外用餐应注意：**点菜选择低油烹调的食物。

（7）**多吃蔬菜，少吃肉。**

（8）**不宜饮酒：**酒精会影响脂质合成分解的机会，会使血液中甘油三酯浓度上升。

三高患者三餐调养方案

一位高甘油三酯血症患者葛先生，大学老师。身高 178cm、体重 75kg，无信仰，本人爱好吸烟，饮食习惯喜欢进食肉食，没有吃过全粮，有吃蔬菜，但是量不多，平时运动是走路。

计算 BMI 值，理想体重，每日所需总热量及三餐饮食的分配 [（油脂占总热量 20%、蛋白质占 15%，糖类占 65%）三餐分配用生活方式饮食的比例]。

表 7-6　葛先生体重体脂评估

身高 (cm)	体重 (kg)	BMI(kg/m²)	理想体重 (kg)	理想体重范围 (kg)	
178	75	24	69	62	75
每日热量需求 (kcal)	热量调整 (kcal)				
2070	270	1800			
热量 (kcal)	糖类	蛋白质	油脂		
	60%	15%	25%	100%	
1800	270g	68g	50g		

每日所需热量：　1800kcal BMI：24kg/m²

表 7-7　早餐吃水果，中餐、晚餐吃蔬菜（蔬菜餐）

营养素	份数	蛋白质 (g)	脂肪 (g)	糖类 (g)	热量 (kcal)
原设计	—	68	50	270	1800
蔬菜类	4	4	0	20	100
水果类	2	0	0	30	120
五谷根茎类	14	28	0	210	980
（中脂）	5	35	25	0	375
油脂类	5	0	25	0	225
总计	—	67	50	260	1800
差别	—	1	0	10	0

每餐热量 分配 (kcal)	720	720	360	1800
食物类别	早餐	午餐	晚餐	份数合计
主食	6	6	2	14
蛋白质	2	2	1	5
蔬菜	0	3	1	4
水果	2	0	0	2
油脂	2	2	1	5
每餐热量加总	780	735	285	1800

早 6:30　　起床喝温白开水一杯 500mL（快喝）

早餐：7:30

|主　食|

1）全麦面馒头 1.5 个（3 份）

2）小米粥 1 碗（2 份）

3）芋头、土豆、红薯、南瓜任选一个（1 份）

|蛋白质| 煮五香黄豆 2/4 碗（2 份）

|水果类| 红心火龙果半个、柚子 1 瓣（2 份）

|油脂类| 核桃 4 个（2 份）

午餐：12:00

|主　食| 糙米饭 1.5 碗（6 份）

|蛋白质| 炒豆腐半盘（2 份）

|蔬菜质| 炒菜 1 盘（2 份）番茄 1 个（1 份）

|油脂类| 亚麻籽粉或者芝麻粉 2 汤勺（2 份）

心脑血管疾病与高脂血症饮食

晚餐：18:00

| 主　食 | 全麦面馒头 1 个（2 份） |

| 蔬菜质 | 黄瓜 1 根（1 份）番茄 1 个（1 份） |

| 蛋白质 | 豆浆一杯 250mL（1 份）= 黄豆 50g+ 水 200mL |

三、脑卒中

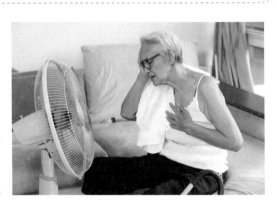

当供应脑部的血液突然中断，氧气不能输送到脑部，会导致部分的脑细胞死亡，而由该部位控制的身体也会受到影响，此即称为脑卒中。

（一）脑卒中患者的生理特点

（1）供应脑部血流的血管狭窄、阻塞。

（2）脑部的血管破裂。

（3）患有脑瘤及脑部疾病。

（4）患者自身的凝血功能有问题。

（二）脑卒中的先兆

（1）一侧的肢体或脸部感到麻木和无力。

（2）说话不清楚，忽然听不懂别人说的话

（3）一瞬间视力模糊，看东西有重影。

（4）突然头痛、头晕、意识模糊。

（5）身体难以平衡，走路不稳。

（三）导致脑卒中的危险因素

1. 主要危险因素　高龄、高血压、心脏病、糖尿病、暂时性的脑缺血发作，以及遗传因素（家族有脑卒中史）。

（1）高血压：高血压会造成血栓形成，导致脑梗死或颅内血管破裂，这是造成脑卒中最主要的原因。血压越高，尤其是舒张压越高，发生卒中的概率越高。

（2）心脏病：若有心脏肥大、心肾衰竭、心律不齐、风湿性心脏病、二尖瓣脱垂等疾病，脑卒中的概率会增加。

（3）糖尿病：所有类型的糖尿病均会造成动脉粥状硬化，糖尿患者患脑卒中的概率为正常人的 2 倍。

2. 次要危险因素　高脂血症、肥胖症、红细胞增多症、脑卒中的家族史、口服避孕药、抽烟、喝咖啡、喝酒，以及压力和气候等。

（1）脑卒中的家族史：有脑卒中家族史的人，脑卒中的概率更高。

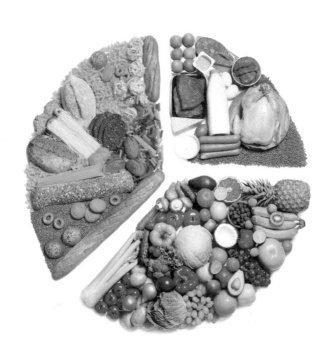

（2）红细胞增多症较易引起脑梗死。

（3）口服避孕药易形成周边血栓。

（四）脑卒中的症状

1. 精神上的改变，如表情平淡、情绪冷漠、躁动不安、缺乏抑制力、认知过程改变、失去定向感、记忆丧失、退缩或昏迷。

2. 排尿与排便失禁、感觉麻木与丧失、部分肢体或半身无力或瘫痪、步态蹒跚、无法运动、失语症、头痛、颈部僵硬、呕吐、抽搐、头晕或昏倒、发热。

3. 若脑神经受损，会出现复视、失明、偏盲，瞳孔不等大或瞳孔固定、震颤、耳鸣，以及咀嚼与吞咽困难等。

（五）饮食治疗

1. **高油脂与高钠食物**　会增加脑卒中的危险，应尽量避免食用。

2. **全脂奶及其制品**　如鲜奶油、奶酪、冰淇淋、炼乳等含高油的食物，应避免食用。

3. **主食类**

（1）全谷类含高膳食纤维，可预防高血压。

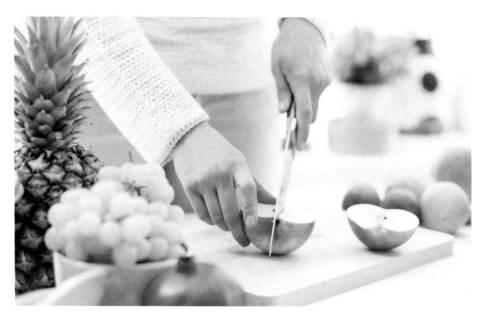

（2）面线、方便面等为高钠食物；炒饭、炒面、烧饼、油条、葱油饼等为高油食物，应尽量避免摄取。

4. 应该尽量食用没有精加工的油脂　如冷压油、橄榄油、亚麻籽油、茶油等。

5. 蛋白质类

（1）豆腐是一种高蛋白的食物，其所含的植物性脂肪可预防高脂血症和动脉硬化，适合肥胖和高脂血症的患者食用。

（2）花生、蚕豆、杏仁、瓜子、腰果等为高油食物，应忌食。

（3）豆腐乳、卤豆干、豆豉等为高钠食物，不可选用。

6. 蔬菜类

（1）芽菜类含较多的维生素、矿物素、纤维素，有助于控制血脂、血压。

（2）白萝卜利尿、解毒。

（3）红萝卜具高营养价值，可调控血压和血脂。

（4）海带可预防高血压、高血脂、肥胖和动脉硬化。

（5）芹菜能预防高血压、高血脂且具有软化血管作用。

（6）腌制蔬菜为高钠食物。

7. 水果类

（1）橘子含维生素C，可促进胃肠消化，除了有助于控制血压、血脂，还可以预防血管破裂。

（2）苹果含果胶质，有助于控制血压、血脂。

（3）蜜饯、罐头水果为高钠食物。

8. 维生素

（1）维生素C是有效的抗氧化剂，可以降低脑卒中的发生率。另外，维生素C有助于保护动脉，有助于控制血压及胆固醇。

（2）补充足够的B族维生素，特别是叶酸、维生素B_6和维生素B_{12}，能够降低脑卒中的发生率。

脑卒中

一位脑卒中患者范先生，58 岁，公务员。身高 177cm、体重 85kg，无信仰，本人吸烟、饮酒，有家族遗传的高血压。饮食习惯喜欢进食肉食，没有吃过全粮，吃蔬菜不多，几乎没有运动，出门就坐车，进门就躺着看手机。

患者因为长期没有好的生活习惯已经造成瘫痪。经过 2 个月调理，现在生活起居可以自理。

一、调理第一步：30 天的果蔬汁（全流质调理）

7:00: 芹菜汁 200mL+苦瓜汁 100mL+小麦草汁 100mL+营养粉 35g(混匀即可)

10:00: 黄豆煮熟加生核桃仁 2 个，加水 350mL 或者 400mL，混在一起打成豆浆即可。

13:00: 吃各种生菜 1000g 左右，一碗汤

16:00: 胡萝卜汁 400mL+小麦草汁 100mL+营养粉 35g（混匀即可）

19:00: 亚麻水一碗

二、恢复正常饮食

计算 BMI 值，理想体重，每日所需总热量及三餐饮食的分配［油脂占总热量 30%，蛋白质占 15%，糖类占 60%）三餐分配用生活方式饮食的比例］。

1）计算个人 BMI=85kg÷（1.77×1.77）≈ 27kg/m^2(BMI 值属肥胖范围)

2）计算理想体重 =22×1.77×1.77 ≈ 68kg

3）68kg×30（工作量）=2040kcal

4）根据每日所需总热量 2040kcal，因为肥胖把热量下调 240kcal，定热量 1800kcal。

糖类 1800×60%÷4=270g

蛋白质 1800×15%÷4 ≈ 68g

脂肪 1800×25%÷9=50g

表 7-8　范先生体重体脂评估

身高 (cm)	体重 (kg)	BMI (kg/m²)	理想体重 (kg)	理想体重范围 (kg)	
177	85	27	68	61	75
每日热量需求 (kcal)	热量调整 (kcal)				
2040	240	1800			
热量 (kcal)	糖类	蛋白质	油脂		
	60%	15%	25%	100%	
1800	270g	68g	50g		

每日所需热量：1800kcal　　BMI：27kg/m²

表 7-9　早餐吃水果，中餐、晚餐吃蔬菜（蔬菜餐）

营养素	份数	蛋白质 (g)	脂肪 (g)	糖类 (g)	热量 (kcal)
原设计	—	68	50	270	1800
蔬菜类	4	4	0	20	100
水果类	2	0	0	30	120
五谷根茎类	14	28	0	210	980
（中脂）	5	35	25	0	375
油脂类	5	0	25	0	225
总计	—	67	50	260	1800
差别	—	1	0	10	0

每餐热量分配 (kcal) 食物类别	720	720	360	1800
	早餐	午餐	晚餐	份数合计
主食	6	6	2	14
蛋白质	2	2	1	5
蔬菜	0	3	1	4
水果	2	0	0	2
油脂	2	2	1	5
每餐热量加总	780	735	285	1800

早餐：7:00

┃ 主　食 ┃

　1）全面馒头 2 个（4 份）

　2）小米粥 1 碗（2 份）

　3）芋头、土豆、红薯（任选一个小的 0.5 份）

┃蛋白质┃煮五香黄豆 2/4 碗（2 份）

┃水果类┃苹果 1 个、奇异果 1 个（2 份）

┃油脂类┃核桃 2 个（1 份）

午餐：12:00

┃ 主　食 ┃糙米饭 1.5 碗（6 份）

┃蔬菜质┃炒菜 1 盘（2 份）西红柿一个（1 份）

┃蛋白质┃炒豆腐半盘（蛋白质 2 份）

┃油脂类┃亚麻籽粉或者芝麻粉 1 汤勺（1 份）

晚餐：18:00

| 主　　食 | 馒头 1.2 个（2.5 份）汤面条 1 碗（1 份）

| 蔬菜质 | 炒白菜一盘（2 份）

| 蛋白质 | 豆腐汤一碗（1 份）

四、冠心病

（一）危险因子

1. 无法改变的危险因子

（1）身体老化会使动脉弹性变差、血管壁增厚，因此，冠状动脉疾病的患病率会随着年龄增加而上升。

（2）性别：冠状动脉心脏病的发生率，男性约为女性的 4 倍。

（3）家族史：父母任何一方有冠心病史者，子女的发病率较常人高。

2. 可控制的危险因子

（1）抽烟：抽烟刺激交感神经，使心脏的负荷增加；抽烟也刺激周边血管收缩，使其减少对组织的供血。

（2）血清胆固醇升高：血清胆固醇达 259mg/dL 时，得冠心病的概率是血清胆固醇达 200mg/dL 时的 3 倍。

（3）高血压：血管壁因长期承受压力而变得脆弱，造成胆固醇或脂肪堆积，加速动脉硬化的形成。高血压患者得冠心病的概率是正常人的 3 倍。

（4）糖尿病：糖尿病中常见的胰岛素缺乏、脂肪代谢异常，会使血液中的甘油三酯增加；血管壁的脂蛋白分解活性减少，会使低密度脂蛋白增加，故而糖尿病患者易患冠心病。

（5）肥胖：肥胖会额外增加心脏的负担，此时心肌需要更加努力工作，才能压缩足够的血液以滋养增加的组织。

（6）缺乏运动：运动可以减轻体重、降低压力和增加血清中的高密度脂蛋白，从而可以降低发生冠状动脉疾病的概率。因此，从事以坐姿为主的工作，又缺乏运动者，较易患冠心病。

（二）症状

冠心病的常见症状有呼吸困难、胸痛、心绞痛、心悸、心跳过速、皮肤苍白、头晕、冒汗、腹部不适和水肿等。这些症状主要是由血流受阻或血管栓塞，而导致心脏无法供给组织足够的氧气和养分造成。

（三）饮食治疗

（1）若有体重超重的情形，应减少热量的摄取，以达到减重的目的。

（2）食用低油、低胆固醇、低脂肪与低钠的预防饮食，避免暴饮暴食，宜少量多餐。

（3）补充 ω-3 脂肪酸有助于降低血液中甘油三酯含量与极低密度脂蛋白的合成，可食用如亚麻籽、苏子、坚果类及亚麻子油、橄榄油、茶籽油等。

（4）建议补充高纤维、含抗氧化物的食物以避免便秘，如瓜果类、海藻类等。

（5）不用茶、咖啡等含咖啡因的饮料来补充水分。饮水量依个人体重、活动量及身体状况来决定，一般每人每天饮用 8 ～ 10 杯水。

冠心病

范例

心脏病患者张先生 38 岁，自由职业。身高 178cm、体重 100kg，无信仰，本人吸烟、饮酒，有家族遗传的高血压。饮食习惯喜欢进食肉食，没有吃过全粮，吃蔬菜但不多，几乎没有运动，出门就开车，进门就躺着看手机。

患者因为长期没有好的生活习惯已经造成冠状动脉血管堵塞85%、90%、100%。医生告诉他不可以做任何事情了，卧床休息接受医院治疗，否则有生命危险。

在疗养院经过2个月全流质饮食调理，体重减了15kg，心慌难受现象全部消失，到医院检查心电图、血常规全部恢复正常。

表 7-10　张先生体重体脂评估

身高 (cm)	体重 (kg)	BMI (kg/m²)	理想体重 (kg)	理想体重范围 (kg)	
178	100	32	69	62	75
每日热量需求 (kcal)	热量调整 (kcal)				
2070	270	1800			
热量 (kcal)	糖类	蛋白质	油脂		
	60%	15%	25%	100%	
1800	270g	68g	50g		

每日所需热量：　1800kcal　BMI：27kg/m²

表 7-11　早餐吃水果，中餐、晚餐吃蔬菜（蔬菜餐）

营养素	份数	蛋白质 (g)	脂肪 (g)	糖类 (g)	热量 (kcal)
原设计	—	68	50	270	1800
蔬菜类	4	4	0	20	100
水果类	2	0	0	30	120
五谷根茎类	14	28	0	210	980
（中脂）	5	35	25	0	375
油脂类	5	0	25	0	225
总计	—	67	50	260	1800
差别	—	1	0	10	0

心脑血管疾病与高脂血症饮食

每餐热量分配 (kcal)	720	720	360	1800
食物类别	早餐	午餐	晚餐	份数合计
主食	6	6	2	14
蛋白质	2	2	1	5
蔬菜	0	3	1	4
水果	2	0	0	2
油脂	2	2	1	5
每餐热量加总	780	735	285	1800

一、调理第一步；30 天的果蔬汁（全流质调理）

7：00：芹菜汁200mL+苦瓜汁100mL+小麦草汁100mL+营养粉35g(混匀即可）

10：00：黄豆煮熟50g加生核桃仁2个，加水350mL或者400mL，混在一起打成豆浆即可

13：00：吃各种生菜1000g左右，一碗汤

16：00：胡萝卜汁400mL+小麦草汁100mL+营养粉35g（混匀即可）

19：00：亚麻水一碗500mL。（亚麻籽50g加水500mL。烧开改小火煮30分钟即可）

二、恢复正常饮食

早餐：7:00

|主　食|

1）全麦面馒头2个（4份）

2）小米粥1碗（2份）

3）芋头、土豆、红薯（任选一个小的0.5份）

|蛋白质| 煮五香黄豆2/4碗（2份）

|水果类| 苹果1个、奇异果1个（2份）

| 油脂类 | 核桃 2 个（1 份）

午餐：12:00
| 主　　食 | 糙米饭 1.5 碗（6 份）
| 蔬菜质 | 炒菜 1 盘（2 份）西红柿 1 个（1 份）
| 蛋白质 | 炒豆腐半盘（蛋白质 2 份）
| 油脂类 | 亚麻籽粉或者芝麻粉 1 汤勺（1 份）

晚餐：18:00
| 主　　食 | 馒头 1.5 个（3 份）汤面条 1 碗（1 份）
| 蔬菜质 | 炒白菜一盘（2 份）
| 蛋白质 | 豆腐汤一碗（1 份）

心脑血管疾病与高脂血症饮食

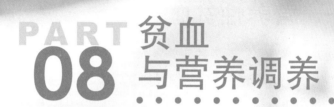

PART 08 贫血与营养调养

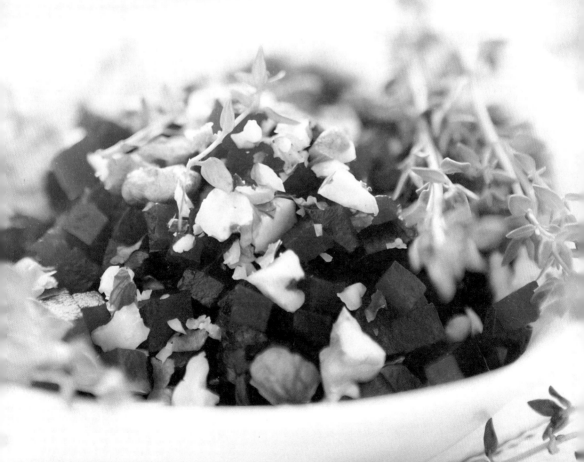

贫血主要是指血红蛋白浓度、红细胞数目、血细胞比容低于正常值或红细胞构造异常，造成红细胞载氧能力降低的现象。贫血可分为营养性贫血和遗传性贫血，营养性贫血主要是因为身体缺乏与造血有关系的营养素而导致的贫血，可通过补充营养素来调养；遗传性贫血则是造血不良或红细胞生成异常所造成的贫血，可通过使用药物和补充营养素来治疗，但只能控制病情，无法根治。

一、营养性贫血

营养性贫血是缺乏某种营养素而造成的贫血现象，包括缺乏铁元素的缺铁性贫血，缺乏叶酸的巨幼细胞贫血、缺乏维生素 B_{12} 的恶性贫血，以及因缺乏蛋白质及热量而导致红细胞和血红蛋白生成不足的蛋白质－热量缺乏性贫血。

（一）缺铁性贫血

正常成人体内含有 $2 \sim 6g$ 的铁质，其中有 2/3 存血红素中，另有 1/3 则存于肝、骨髓、脾中。当铁质吸收不良或流失太多，就会造成血液中的红细胞不足，从而引发缺铁性贫血。缺铁性贫血是最常见的贫血，易发生于 $15 \sim 45$ 岁的女性。

1. 病因

（1）**急性失血**：急性失血失去的血液通常在 3 天可以补回，不过红细胞的浓度仍较低，需要 $3 \sim 4$ 周才能达到正常水平，由骨髓产生的红细胞来弥补。

（2）**慢性失血**：慢性失血可能是因外伤、经期失血过多、肠胃溃疡、痔疮、寄生虫等造成，成人每天流失 $2 \sim 4mL$ 血液就有可能产生缺铁性贫血。

（3）**对铁质的需求量增加**：怀孕和青春期的女性，铁质需要量增加，如果没有摄取足够的铁质，很容易罹患缺铁性贫血。

（4）**铁质吸收量减少**：酗酒、腹泻、肠胃疾病、肠道切除及药物，都可造成铁质吸收量减少。

（5）**饮食中缺铁**：食物中铁质含量不高，且吸收率较差，若未能补充额外的铁质，就有可能产生缺铁性贫血。

2. 症状

（1）**初期**：不会有明显的症状，只会感到体力虚弱或容易疲倦。

（2）**中期**：患者减退、脸色苍白、头痛、心悸、指甲易断裂等。

（3）**后期**：口腔炎、舌炎、吞咽困难、指甲变薄呈汤匙状，严重时会心脏衰竭。

3. 医院治疗方法

（1）**口服铁剂**：一般使用的铁剂为硫酸亚铁或葡萄糖酸亚铁，最佳的剂量为每天 200mg。大部分的病人口服铁剂 4 个月后就可使血红蛋白值回升，不过通常在病情控制后，需要坚持服用 6 个月以上的铁剂才能根治。

（2）**肌内或静脉注射铁剂**：当口服铁剂效果不佳或病人口服铁剂有严重的不良反应时，就必须施行肌内或静脉注射。

4. 饮食原则

预防或治疗缺铁性贫血，一定要多吃以下几种食物。

（1）**菠菜**：菠菜是所有蔬菜中含有铁质最多的，它的补铁效果非常好。

（2）**木耳**：木耳含有很多微量元素，其中就包括大量的铁，所以想要补铁，可多吃木耳。

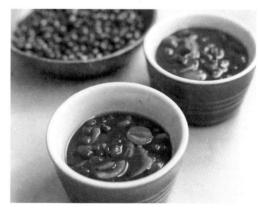

（3）**红豆、红枣、莲子做成的汤**：这三样东西里面都含有大量的铁，煲成汤喝了以后，不但能够补铁，还能滋阴养颜。

5. 果蔬汁治疗原则

采取全流质调理 21 天，经过 3 ～ 4 周的
果蔬汁调养，身体恢复率达 90% 以上。

（1）果蔬汁每天 4 次。

（2）蛋白质供给 2 次。

（3）补血汤供给 2 次。

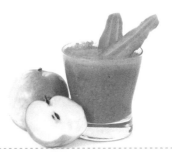

范例　贫血食养方案

一位贫血患者王女士，28 岁，本科毕业，已婚，身高 166cm、体重 48kg，职员，平时运动是走路，经常头晕、四肢无力，查出贫血 1 个月。

▶▶（1）计算及评估：计算出个案 BMI，并评估是在正常、过重还是肥胖范围。$48 \div (1.66 \times 1.66) \approx 17.4kg/m^2$（18.5<BMI 值 <23.9，偏瘦）。

▶▶（2）计算理想体重：$22 \times 1.66 \times 1.66 \approx 60kg$；理想体重范围在 52 ～ 63kg。根据个案年龄和活动情况，将其活动量设计在 25kcal/kg 摄取热量：58×25=1450kcal。

建议个案每日摄取总热量为 1500kcal。

▶▶（3）每日所需总热量及三餐饮食的分配，糖类占总热量的 55%、蛋白质占 20%、油脂占 25%。

表 8-1　王女士体重体脂评估

身高 (cm)	体重 (kg)	BMI (kg/m^2)	理想体重 (kg)	理想体重范围 (kg)	
166	48	17	58	52	63
每日热量需求 (kcal)	热量调整 (kcal)				
1450	0	1500			
热量 (kcal)	糖类	蛋白质	油脂		
	55%	20%	25%	100%	
1500	206g	75g	42g		

每日所需热量：1500kcal　BMI：17kg/m^2

表 8-2 贫血患者每日食物转换热量

营养素	份数	蛋白质 (g)	脂肪 (g)	糖类 (g)	热量 (kcal)
原设计	—	75	42	206	1500
蔬菜类	3.5	3.5	0	17.5	87.5
水果类	2	0	0	30	120
五谷根茎类	10	20	0	150	700
（中脂）	7	49	35	0	525
油脂类	1.5	0	8	0	68
总计	—	73	43	198	1500
差别	—	3	−1	9	0

每餐热量分配 (kcal) 食物类别	600 早餐	600 午餐	300 晚餐	1500 份数合计
主食	4	4	2	10
蛋白质	2	3	2	7
蔬菜	0	2	1.5	3.5
水果	2	0	0	2
油脂	1	0.5	0	1.5
每餐热量加总	595	577.5	327.5	1500

用新起点饮食原则：早餐吃水果餐，午、晚餐吃蔬菜餐。

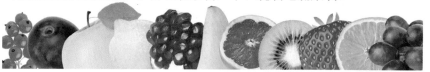

贫血与营养调养

缺铁性贫血食谱（三餐分配明细）

早餐 7:00

主　　食	全麦面馒头 0.5 个（1 份），小米粥 1 碗（2 份），芋头、马铃薯、红薯任选一个中等的（1 份）
蛋白质	煮五香黄豆 1/2 碗（2 份）
水果类	火龙果 1/2 个（2 份）
油脂类	核桃 2 个（1 份）

午餐 12:00

主　　食	糙米饭 1 碗（4 份）
蛋白质	炒豆腐 1.5 盘
蔬菜类	炒菜 1 盘（2 份）、番茄一个（1 份）
油脂类	亚麻籽粉或者芝麻粉 0.5 汤勺（0.5 份）

晚餐 18:00

主　　食	馒头 1 个（2 份）
蛋白质	豆浆 1 杯（2 份）
蔬菜类	炒白菜 0.8 盘（1.5 份）

缺铁性贫血全流质喝汁调理配方：

07:00　胡萝卜汁 400mL+ 小麦草汁 100mL+ 营养粉 25g，混匀即可。

09:00　发芽黄豆煮熟加生核桃仁 2 个，加水 350mL 或者 400mL，混在一起打成豆浆即可。

11:00　胡萝卜汁 400mL+ 小麦草汁 100mL+ 营养粉 25g，混匀即可。

13:00　吃各种生菜 1000g 左右，一碗汤。

15:00　发芽黑黄豆煮熟加生核桃仁 2 个，加水 350mL 或者 400mL，混在一起打成豆浆即可。

17:00　胡萝卜汁 400mL+ 小麦草汁 100mL+ 营养粉 25g，混匀即可。

19:00　亚麻籽煮水一碗。

（二）巨幼细胞贫血

巨幼细胞贫血是饮食中缺乏叶酸所致。叶酸为形成红细胞的重要营养素，缺乏时红细胞无法分裂，但是仍然继续生长，因而形成体积较大、数量较少、寿命较短的红细胞。

1. 病因

（1）饮食不均衡，叶酸摄取量不足。

（2）婴儿、青少年、孕妇对叶酸的需要量增加，若供应不足就会患巨幼红细胞贫血。

（3）肠胃吸收不良、肠胃施行手术、过量的饮酒会影响叶酸的吸收和代谢。

（4）口服避孕药、抗肿瘤药等药物会影响叶酸的吸收。

2. 症状
虚弱、疲倦、呼吸短促，部分症状与缺乏维生素 B_{12} 相似，不同的是叶酸缺乏不会有神经状况。

3. 医院治疗方法
直接口服叶酸补充剂，每日剂量为 $0.1 \sim 5mg$。吸收不良的个案先用肌肉注射的方式补充叶酸，再改用口服补充剂。

4. 生活方式饮食原则

（1）所有植物性食物均含有叶酸，其中菠菜、西蓝花含叶酸较多。

（2）由于叶酸容易在储藏或烹饪中流失，因此烹饪时间不宜过长，且应在最短的时间内食用完毕。

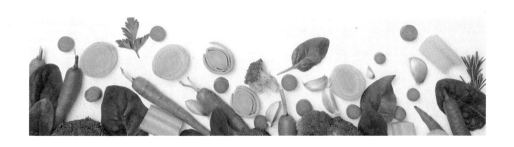

（三）恶性贫血

胃黏膜受损或萎缩，使胃液中的内因子分泌不足，导致维生素 B_{12} 无法吸收，进而导致恶性贫血。

1. 病因

（1）大部分患恶性贫血的病人有先天的基因缺陷，体内缺乏能帮助维生素 B_{12} 吸收的内在因子。

（2）胃切除、患慢性胰腺病，或服用干扰维生素 B_{12} 吸收的药物，也会导致恶性贫血。

（3）由于维生素 B_{12} 大多存在于动物性食物中，极少部分存在于植物性食物中，因此饮食不均衡或长期全素食（没有补充维生素 B_{12}）也可能造成恶性贫血。

2. 症状

（1）一般症状：脸色苍白、身体虚弱、容易疲倦、体重减轻、黄疸。

（2）肠胃症状：舌痛、口腔痛、厌食、恶心、呕吐、消化不良、便秘、腹泻。

（3）神经症状：记忆力不佳、精神不稳定、手脚有针扎或麻木感、肢体平衡有障碍。

3. 治疗方式

治疗方式为注射维生素 B_{12}，治疗 2 天后就可以改善疲倦、虚弱、精神状态不佳等状况；持续治疗一周后，整体循环系统的红细胞数量会显著增加。

补充维生素 B_{12} 会加速红细胞的形成，因此仍要注意铁质的补充，如此才有足够的铁质与红细胞中的血基质结合，让红细胞充分发挥除氧功能。补充维生素 B_{12} 只能改善身体不适和神经损伤，对于脑和脊

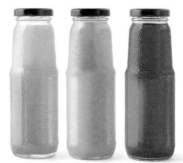

髓的永久性伤害则无法治疗。

4. 饮食原则

（1）应从饮食中摄取高蛋白食物。

（2）均衡摄取富含维生素 B_{12} 的食物，并注意补充与造血功能有关的铁质和叶酸。

（3）完全素食者必须每天补充维生素 B_{12}。

（四）蛋白质—热量缺乏性贫血

1. 病因　红细胞和血红素生成时需要蛋白质，因此蛋白质及热量缺乏会导致红细胞数目不足、血红蛋白含量下降。蛋白质—热量缺乏性贫血病人通常合并有其他营养素不足、免疫力下降、胃吸收不良等症状。

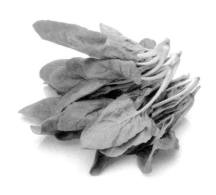

2. 饮食原则　饮食中除了摄取高蛋白、高热量饮食外，也要补充铁质、叶酸、维生素 B_{12}。

（五）再生障碍性贫血

再生障碍性贫血是因骨髓造血组织显著减少而引起造血功能减退的贫血，多由其他疾病或药物因素引发。

1. 症状　外周血中红细胞、粒细胞和血小板明显减少，临床上常有严重贫血、感染和出血等症状。实验室检查可见红细胞、白细胞、血小板计数都减少。

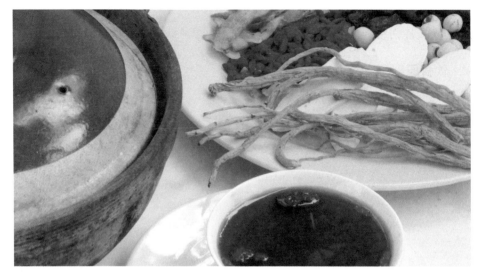

2. 营养调养

（1）出血多至贫血时，供给含丰富的铁、铜、锌及高蛋白、高能量的饮食。

（2）伴高热、体虚、患者缺乏时，供给易于消化的、含高维生素的全流质饮食。

（3）平时可配合食疗炖汤饮用，如在豆类里加入红枣、当归、党参等有补血、补气作用的食物煮、炖后食用。

（六）白血病

白血病是造血系统的恶性疾病，其特点是造血细胞异常增生，分化形态异常的白血病细胞浸润各种组织和器官，并进入外周血液循环。

1. 临床症状　临床常有发热、贫血、出血等症状。白血病细胞浸润表现为肝、脾、淋巴结肿大、牙龈出血、皮肤斑，骨骼、四肢关节酸痛，脑膜及中枢神经系统白血病症状等。

2. 营养调养

（1）给予高能量、高蛋白质、高维生素饮食。

（2）供给富含铁、锌、铜等微量元素的食物。

（3）伴高热时，给予易消化、含高维生素的全流质饮食。

二、地中海贫血

地中海贫血

　　地中海贫血又称为海洋性贫血，是由于某种珠蛋白的合成量降低或缺失造成一些肽链缺乏，另一些肽链相对过多，出现肽链数量的不平衡而导致的一种溶血性贫血，可分为两大类，分别为 α 地中海贫血和 β 地中海贫血。前者为 α 珠蛋白链数目减少，而后者则为 β 珠蛋白链的数目减少。

1. 症状

　　（1）有溶血性贫血的症状，例如黄疸、脾大、胆结石等。

　　（2）病人在剧烈运动后，头骨会变宽，因而产生酷似痴呆的脸型。

2. 治疗
目前治疗地中海型贫血主要是通过输血补充红细胞，长期输血可能会有铁质沉积过多的问题，因此要监控输血的状况。

3. 饮食原则
地中海贫血的病因与营养没有直接关系，不过饮食上仍需补充与造血功能有关的营养素。

免责声明

本书所述内容皆为健康素食理念，对患者在饮食上的指导并不能完全代替医生的医疗专业建议及对个别疾病的治疗方案。慢性病的预防及治疗有赖于医生及患者双方的信任与配合，更多地体现在生活方式上。

鉴于笔者有限的临床经验和写作能力，书中的疏漏之处，敬请各专家、学者和读者指正赐教。谨此向您深表谢意，愿我们在追求健康生活的路上结伴同行。

参考书目

[1] 张振岗，叶宝华 . 实用营养学 [M]. 台中市：华格那企业有限公司，2011.

[2] 杨淑惠 . 膳食疗养学 [M]. 台北市：永大书局有限公司，2013.

[3] 柯林·坎贝尔，托马斯·M·坎贝尔 II. 中国健康调查报告 [M]. 张宇辉，译 . 长春：吉林文史出版社，2006.

[4] 夏绿·蒂葛森，莫顿·沃克 . 救命圣经葛森疗法 [M]. 姚念祖，译 . 台北：柿子文化事业有限公司，2014.

[5] 亨利·G. 比勒 . 食物、营养与疾病 – 比勒医生的营养学忠告 [M]. 梁惠明，译 . 武汉：湖北科学技术出版社，2018.

推荐书目

[1] 石汉平 . 肿瘤营养学 [M]. 北京：人民卫生出版社，2012.

[2] 庐爱丽 . 我医我素 [M].5 版 . 香港：万里机构得利书局，2018.

[3] 乔治·D 潘普洛纳 – 罗杰 . 饮食决定健康 [M]. 南京：南京大学出版社，2019.

[4] 柯林·坎贝尔 . 救命饮食 [M]. 北京：中信出版集团，2023.

[5] 纳沙·温特斯，杰斯·希金斯·凯利 . 饿死癌细胞 [M]. 石汉平，译 . 北京：科学技术出版社，2022.

[6] 徐嘉 . 非药而愈 [M]. 南昌：江西科学技术出版社，2018.

[7] 歌丽娅·奥斯基，杰里·帕奎特 . 营养的奥秘 [M]. 王龙，译 . 北京：九州出版社，2017.

[8] 蒂姆斯·佩克特 . 饮食的迷惑 [M]. 李超群，译 . 桂林：广西师范大学出版社，2019.

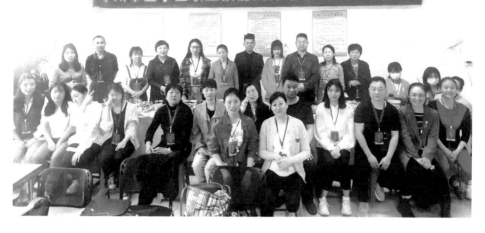

良知学校 公共营养师 培训班 2021年第一期

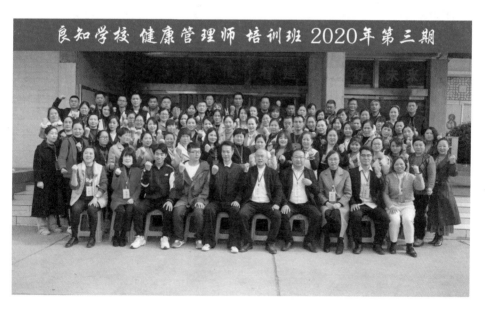

良知学校 健康管理师 培训班 2020年第三期

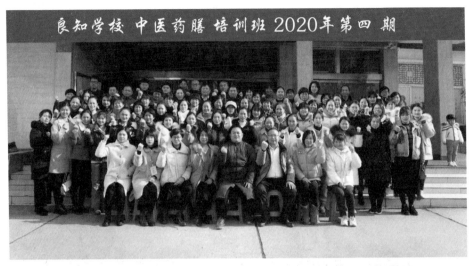

良知学校 中医药膳 培训班 2020年第四期

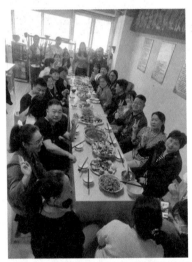

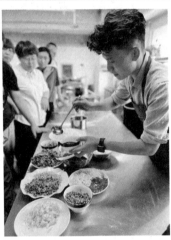

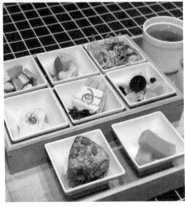

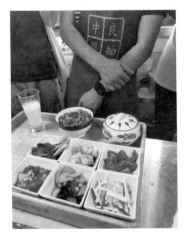